文成天縱

中醫古籍稀見稿抄本輯刊

ZHONGYI GUJI XIJIAN GAO-CHAOBEN JIKAN

李鴻濤 主編

43

廣西師範大學出版社
GUANGXI NORMAL UNIVERSITY PRESS
·桂林·

第四十三册目録

七、臨證各科

（九）祝由

八、醫案醫話醫論

七、臨證各科

（九）祝由

祝由科書一卷

不著撰者
稿本

祝由科書一卷

本書爲中醫祝由科專著。不著撰者。祝由，也稱祝由術、祝由科、咒禁科、書禁科、祝由十三科、中醫十三科、天醫等，是古代中醫或方士用禱告及符咒治病的方法。書中詳細論述了祝由科相關内容，前半部分列有祝由科訣次第條款（備物第一、設壇藏神第二、具疏第三、各寫静咒第四）、行禁用字篆治病説、祝由論、符禁科等，後半部分主要闡述驅邪辟疫、防患治病等符咒。關於其中的治療理念和方法，我們應當客觀判斷，并加以審慎取捨。

祝由科書

祝由科祝此數條不傳

多害人之心　強奸人妻　擄奪人財

取非其有

見人垂命有可救之力而不救

身曾受杖徒流

食牛　好殺　三殺孕

三

祝由七禁忌

符咒勿乎誦

入恭勿冪𠑽神

真童勿近婦人

得童勿見生人

請日勿焚百香

藏神勿懈弛

祝由科訣次第條款

備物第一

純陽馬一 童子馬一 若無童馬以南京紅紙或黃紙书八洞真童八洞仙府四字代之

紅燭六十枝 柆香 降香 末香 荆川連四十张

綿紙五张 京高紙六十张 南京紅紙平 横书 炉茗清緑

祇迎鶴駕八字 長白帖五六张 旧弃可用 有壳

果六楪 核桃榛松枝桂圓之類 新墨二 好筆二

旧筆二 羊毛筆二 紅絹線一錢 粉二錢 書守杠童用

銀硃一錢 如童子三通鼓不至後用之 砂土二升

銅錢六 骰子 骰盆 净茶三楪 净室一間樓更妙

須封後不通人行不可窺視者佳 净桌七 净椅二

桌帷一 反供一 新帕一 净酒一壺 酒杯六 大香炉一

小香炉二 烛千六 紙炉一 戒方一 淨硯二 針三 裁刀一
新細麻繩二三丈 小鼓一 漿糊一杯

設壇藏神第二

用前粉画八卦于第三桌上其中用粉画
童像畢具其壇務要仔細如筆尽從下起不拘
三
東西南北此為定式

壇式

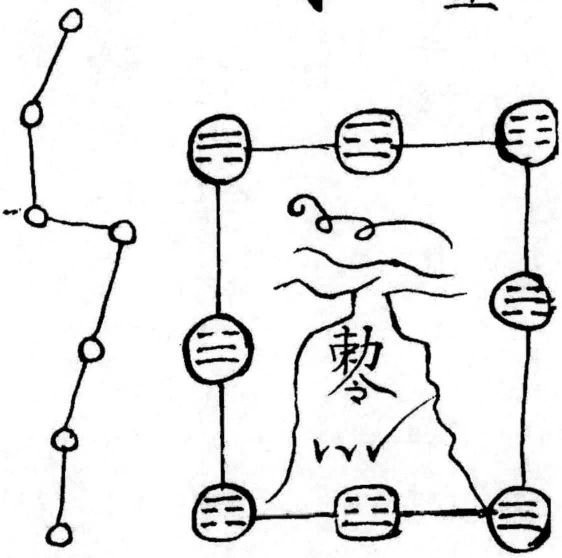

直符者凡有房事雖
浴净必用此符粉书壇
右其藏神設壇畢請紙

靈入左袖密藏　具疏第三

用竹紙裁闊一寸二分長七寸付禱主名于家室
淨手焚香寫完不可与人見之則不荅尤忌童僕
婦人寫畢用紙包藏自己左袖以待至時入焚封
之

仙一為△事　二為△事　三為△事
△土地界叩
四為△事　五為△事　六為△事　花押

四

此是疏事不必多造詞語只停筆對炉細禱畢书云

△△為△事子△△為△事薦耳

各寫靜咒第四

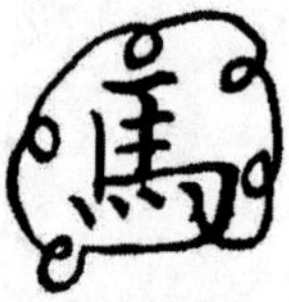

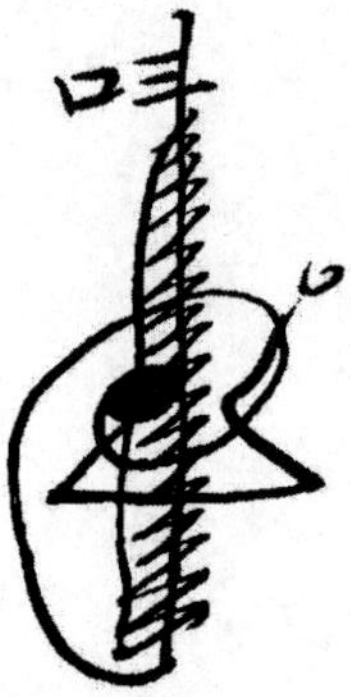

覺先吾奉太上老君急急如律令

勅

咒火咒語

預報宋無忌火光速入地家有壬癸神日進水萬

解

猴子瘡浩法

天雨雷鳴時不与人知自己立于簷下以手抹猴

五子口中默念雷切猴子快走念七遍抹七遍即

自落念時迎向着雷鬥天井外抹去神效

銅易軟法

用字齐水同煮使軟而可刻

消化癰毒百試百驗方

用新筆一枝。双手捧、向太陽。心存想日光過。月一旬時候用左目书亘字一氣念七遍又舌写囦字取烝一口吹上筆尖然後染硃书符于患処随筆尖在処向左轉点羌念一次　畢即将筆患処向空一剔随将左手撮之如撮去此者即消已成形者即止疼漸〻消化屡忌婦女子拏筆〻咒先念幾字写

大

唵瓦子拉金努索合

点患処念云

天蓬天蓬任我施行随我到此瀉毒
瀉天天問瀉地地裂瀉山山崩一瀉疔
吹乳三瀉肉瘤並一切無名腫毒不出
自消自滅吾奉
太上老君急急如令升天揖

祝由祕書

行禁用字篆治病説

書有軒轅黃帝相傳字篆符章皆以三字合成一符有雷字頭者有尚字頭者其下或左或右旁加食字再騈一字〻各不同其説雷尚二字者為將食字為兵再騈一字為病魔合為符篆焚化服之

之如合神將陰兵血食病魔即千金翼禁說亦有朝食三千暮食八百之句然以字治病要訣皆受禁之士依科行法廢或有驗若有庸醫俗士徒藉字篆忘欲治病豈能有効故不及廣錄

祝由論

靈素有言曰古之治病可移精變氣惟祝由而已

八

往古之人居禽獸之間動作以避寒暑陰居以避暑内無眷慕之累外無神官之形恬淡無為而仍有病是必有過獲罪于神明故葯餌不能治其内鍼石不能治其外則惟祝由以告于神也昔孔子有疾子路請禱其請禱也固非異端但不當請禱聖人盖圣人未嘗有過其素行固已合于神明故曰

某之禱久矣則聖人亦未嘗言禱必無是理也至
于後世之人苟非聖賢焉能無過有則疾病藥餌
不能治其內鍼砭不能治其外是宜對越神明悔
過遷善以祈于神佑余竊謂子路述禱尔于上下
神祇之誄文可与軒岐祝病之所由來以告于神千
古合轍迨秦漢人之病藥石鍼砭之所不食能治

者則以符篆治之惟唐孫真人思邈則不然千金翼所載止有禁法禁咒二十二篇而無符篆止從事于受禁之法以我之神禁彼之病与移精變氣稍合奈何今世之人誤認符禁為祝由殊不忍符禁者用我之術以治病祝由者祝我之病由以告于神二者義出天淵學者當審察焉

九

辟瘟疫北斗咒云

玄灵即榮　永保長生　太玄三一　守其真形

五臟神君　各淂安寧

魁䰢䰁䰟魓䰊魒旭呼

急急如律令

符禁科　符說

黄帝問五疫之至如何可得不想移易岐伯曰天從北來復得其往氣出于腦即不干邪入室先想心如日將入疫室先想青氣自肝而出左行于東化作木次想白氣自肺而出右行于西化作戈甲次想赤氣

十

自心而出南行于上化作焰明次想黑氣自腎

而出北行于下化作洪水次想昔氣自脾而出存于中央化作堅土護身畢冒想頭上如北斗之煌煌然後可入于疫室此岐伯教人殄疫之法也後世續製北斗符医士頂戴于首驅疫辟瘟符焚香化与病人服蓋疫癘時行藉神道以設教亦治病之一則當依科奉行　北斗符　念北斗呪書

用黃紙硃書符医士頂戴帽內然後入室疫證之

可辟瘟疫之災

驅瘟辟疫符

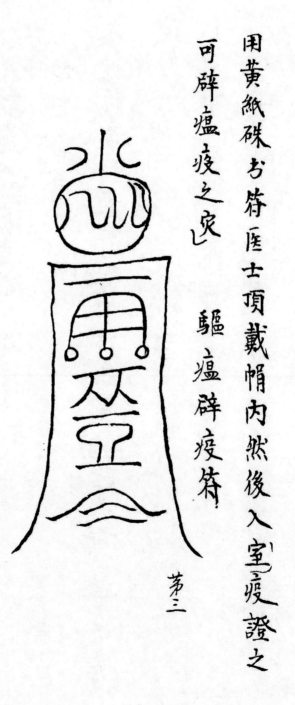

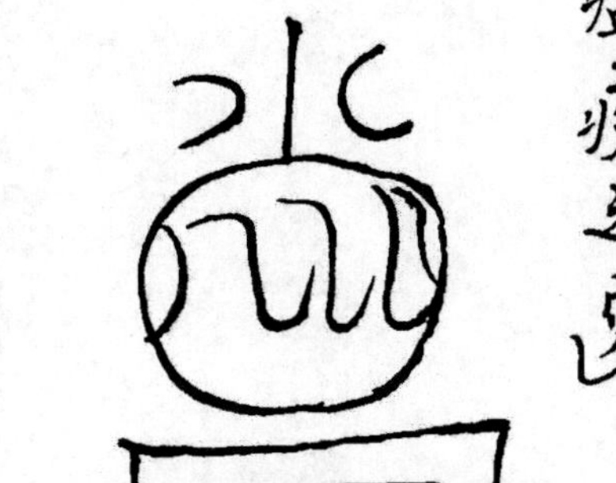

第三

仁

驅瘟辟疫咒

念咒書符

天神行瘟和光解釋地行瘟乡音及敢当前尸鬼行瘟

滅跡如烟

大上有勑保入帝存急〻如律令

又辟疫咒

五行之精五士之人四季遊蕩煌〻變真吾奉帝勅斬斷汝形汝急遠離不得停留風雷哮吼劍戟如林酆都六部北斗傳名有勅急赦斷滅鬼形　急〻如律令

服符法

清晨面東叩齒吸太阳炁喝于新筆上鋪平黄

曰

紙醮硃砂书符照式三道先一道焚化入稀飯

内送于病人服又一道供養在家夜静時用錢馬

一分于患人床前焚之又一道貼在病人房門上

接證另服藥餌弁所不禁

禁瘧符

念禁瘧鬼咒書之端午日書更騐

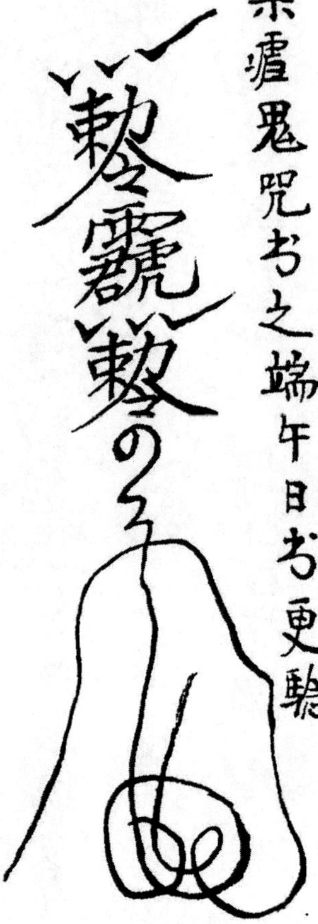

禁瘧鬼

登高山望海水〻中有一龍三頭九尾不食諸物惟食瘧疾鬼朝食三千暮食八百食之不足差使來索符藥入五臟瘧鬼須弃跡不伏去者縛送与河伯急〻如律令

禁瘧咒註釋

以

夏暑傷營秋風傷衛心肺受病　肝乃肆瘧

咒云

登高山崇脾土也望海水壯腎水也水中有一龍心陽受傷祝其水中有火龍從火頭裡出也三頭阳之治也九尾阳之極也瘖鬼肝鬼也三千陽数也八百陰数也河伯水中之長肺神也肝魂不服仍令肝神以制之以我受戒之身心咒咀其病之謂禁法

18

治骨卡法

用黃紙一張硃书後符再用水碗放在黃紙符上再

用指書

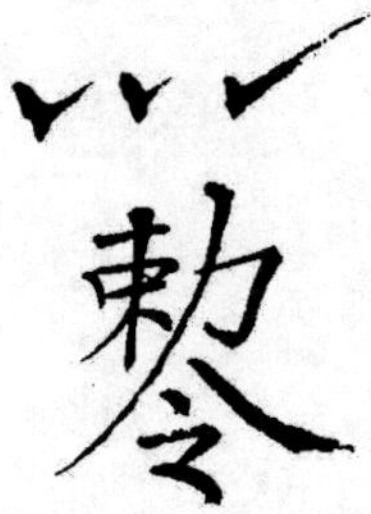

馮天保

田良

陳有賢

孟耆

李牙子

或水或茶碗放在此符上壓之用二指虛书後符于碗内书完与卡者猛然吞下立効

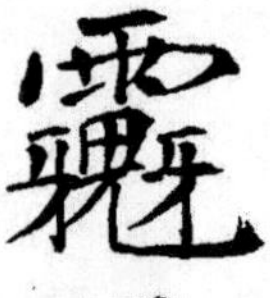平

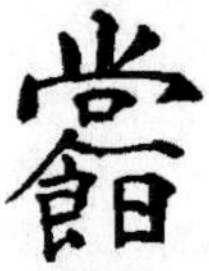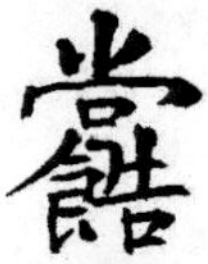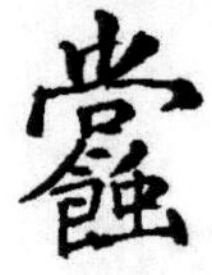治傷寒陈皮柴胡湯下

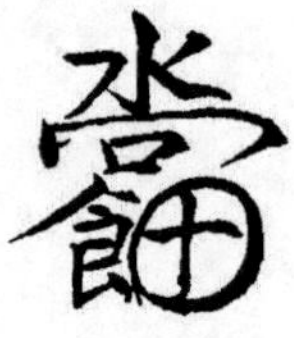治陽氣姜湯下

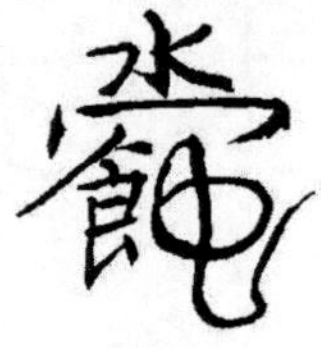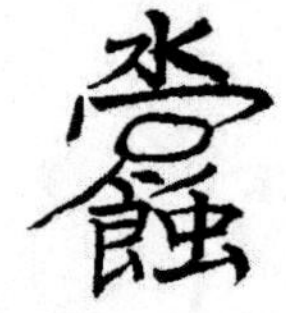又治陽氣石榴皮老酒下

卩

遍身疼

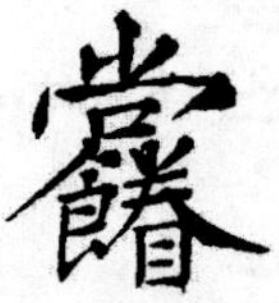

以下皆硃书黄紙火化灰和藥下之此用热水陈皮湯下

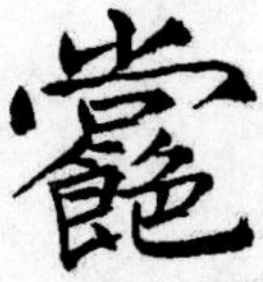

治房室虚劳倦酒下

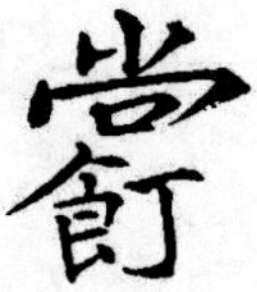

治不思飲食羅蔔子湯和灰下

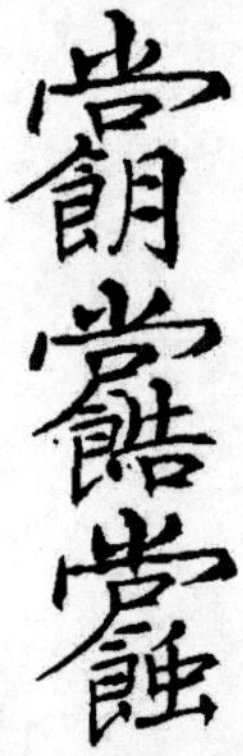

治痢疾黄連白术湯下

又治吐血茜草当帰湯下

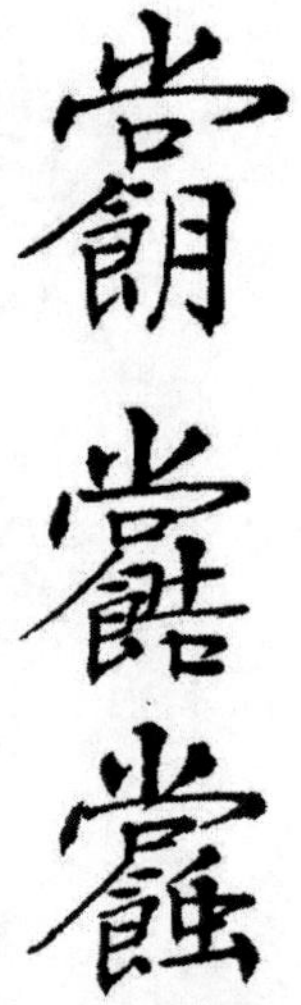
治頭痛川芎陳皮湯下

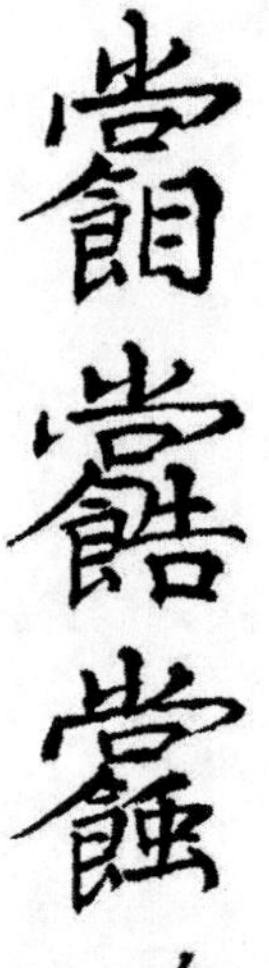
人參陳皮湯下或天冬人參亦可
治蠱脹又治氣傷砂仁陳皮湯下

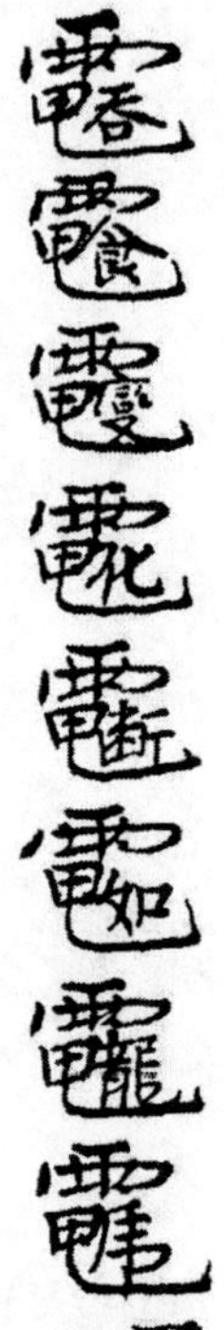
用
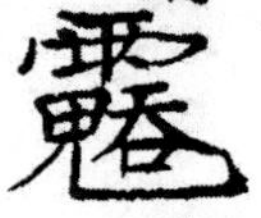
亦可

治魚卡法

七
肉骨卡
此勾向下

封瘡圍癤咒

咒云

日出東方乍青乍黃賜我禁方一禁不痛

二禁不出膿三禁或成或消禁天天逆禁地地裂

敕令（鑚）

一切邪魔伏尸盡消滅　吾奉

仁太上老君急急如律令勅

從左至右七圍塗抹

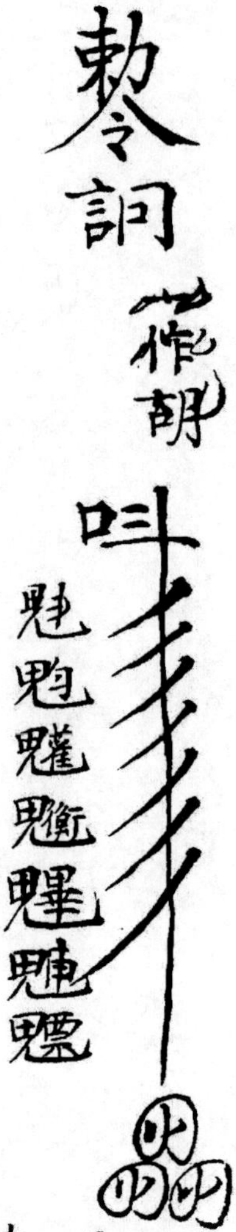

又書下雷勝三字于符內上符撤隨撤隨念斗勺七字隨念咒

曰

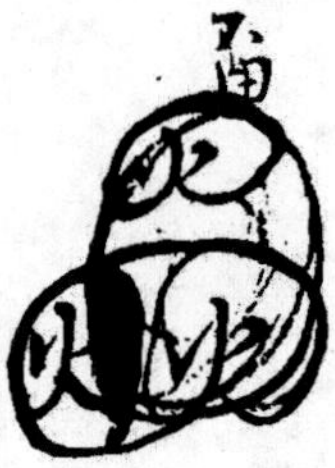

馬勝雷

捉瘟疾符咒云

天甲兵地甲兵日月照五灵金手入五臟六腑淂安寧五爪金龍現現出捉鬼精吾有此律令

快速化為塵左除寒右除热百病祛除盡消滅吾

奉　太上老君急〻如律令勅

乜撇魁斗书于背上亦可佩帶亦可噴水一口盖之

又咒吾從東南来路遇一池水〻中有一龍問你

吃甚的專吃瘧症鬼吾奉

注

太上老君急〻如律令勅

◎封蛇咬秘符　咒云

南有南山石北有北山水々上有九龍々能收種

燚

毒　一者天地二者日月隨病　三者三將軍

四者四聖　五者五丁五甲神將　六者六丁六

甲　七者山七聖　八者八八六十四　九者九

岳星君　十者十病消散吾奉

太上老君急急如律令勅

適居于净室之中净口咒符置于身下則無虞矣

護身秘符

敕令罡雷

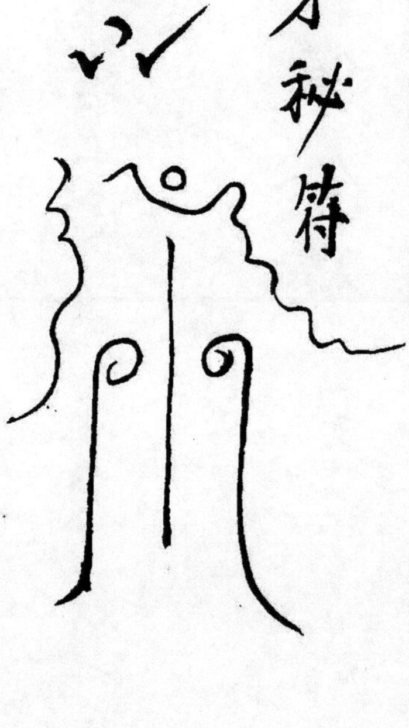

𠬝

咒云

夜睡到五更蝦不跳水不動好夢將来惡夢去頭上有一刀脚下有一劍大鬼見了奔波走小鬼見了姞〻抖一作率〻抖吾奉太上老君急〻如律令勅

焚卉可冷房焚佩俱可

封火丹法

取水一盂左手三山訣待盂口内念咒完吐氣一口于水右手劍訣虛书勅字咒曰　天清地寧永保長生悪瘡膿血水火減刑　一炁七遍虛書勅字　又咒云　南方丙丁火北方壬癸水将来封火丹化作火丹　水一炁七遍吐氣书一勅字或九

廿　封犬咬法

左手寅文用筆书四個虎字于咬処圈口念咒不計遍数塗滿虎字改戌文用筆点患処随筆下出之　咒曰

唵唬哪啷

虎

虎　虎　虎

定賊眼法

右手劍訣书符于左手心用口吸入吹那人眼上即昏沉而不見矣急难之際可用此解厄也如要解退即用觧明符照前书寫吸吹明也

定眼符

唵哈吽

解明符

[illegible]

卄

咒云伊帝弥帝叔弥羅帝一炁七遍

刀斧不傷法

端午日午時步罡掐訣硃书三秘字对煞方

桃枝湯吞下後止掐訣虛书其符于刀口上任斬

破無傷

勅令

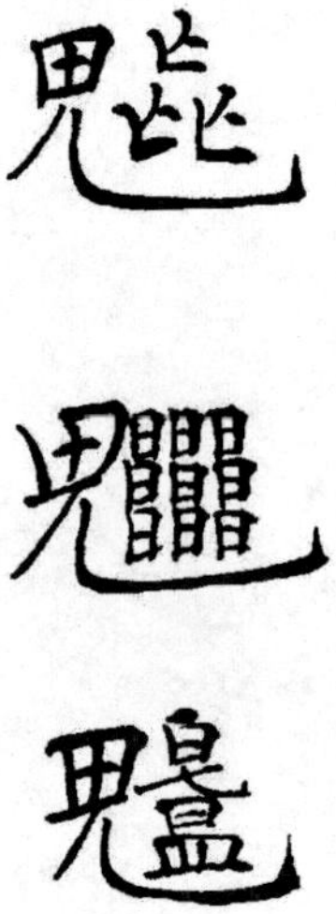

洗净油污衣服

用热水劍訣考于水中将衣洗净無油

江湖淮海洗油去矣

反失物訣

小二

欲知窃物之人以辰砂一錢取坛土用鸡蛋白酒

和塗灶口边祝云某鄉貫某人于某月某日被盜失去某物不知盜取贓物之人仰祈司命灶神速顯神通使偷盜之人兩腮頬腐大彰報應祝三次其人即兩頬腐爛急將贓物还主

治臭虫

咒云

清溪有一张君賢　時來問我討瓜錢　東京和尚來請去　至今一去二三年

長生不病法

凡人夜卧時但以手撫心咒云

咀

天灵即榮願得長生五臟君候願其安寧

男誦二十一遍女誦一十口遍即長生不病矣

轉女爲男法　催生神符

青樓夫人律令勅

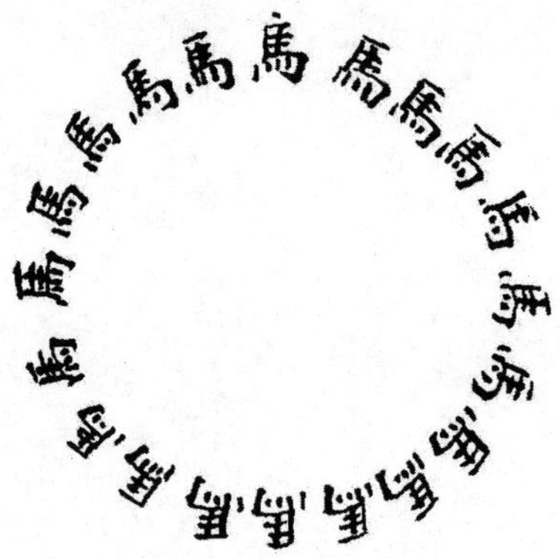

化灰水服小兒手內捻符出

天陽精　地陰灵　一二三四五　金木水火土

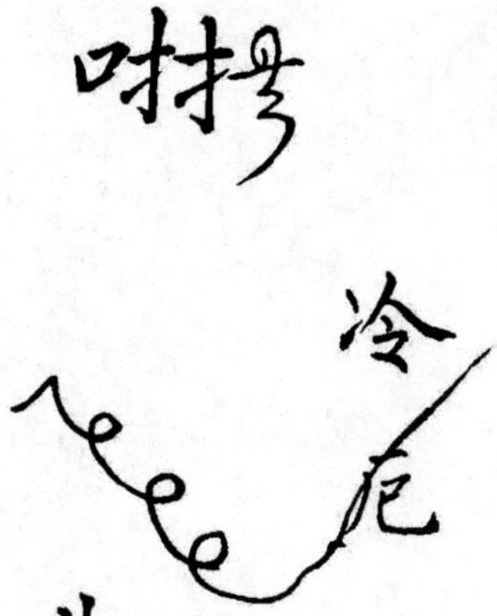

急急令勅

此將書手手心內弃書　天蓬都

收元帥咒

咒云女為阴男為阳女多炎男多

祥祝畢封井三

骨鯁符

士工尺　龍虎化骨神護身

用清水一鐘冬月温之左手持三山訣華起水

鐘右手捻劍訣于水上書符後寫上七字

飲下諸骨悉化

治瘧疾符

甲乙日书　季天保

此书与病人帶之

丙丁日书　田良臣

立愈

戊己日书　馮友賢

庚辛日书　孟文青

壬癸日书　王牙生

118

咒云

一二三四五　金木水火土　不問蜈蚣与蛇蝎

只要火口一撮土　念完即将大指并第二指

在站立処撮土搽咬処即愈下

蚊虫灵符

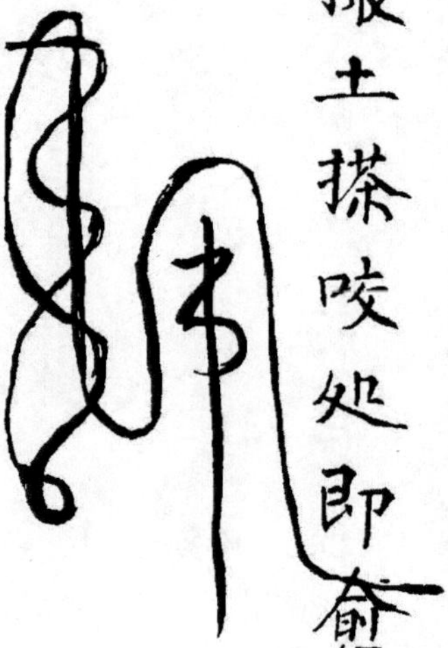

五月午日午時蕳蚑虫吃蚕他方歇直待重
陽時依旧家中歇吾奉
太上老君急々如律令勅
驅臭虫方
大肥皂一隻 去核 人信一錢 雄黄三錢 尨叶三斤
北 紮好大煨臭虫除盡 或用香樟樹常燒

或松香常燒俱妙

牙痛符

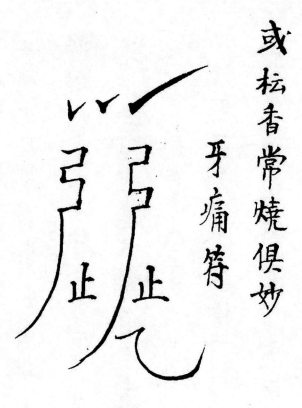

書符疼処咬即住

辟蚊虫咒

用清一碗左手三山訣頂碗右手作劍訣將水洒五方隨念後咒　咒云

一洒東方甲乙木東方蚊虫不入屋
二洒西方庚辛金西方蚊虫不動心
三洒南方丙丁火南方蚊虫不見我

北

四洒北方壬癸水北方蚊虫不嘬嘴
五洒中央戊己土中央蚊虫不動股
吾奉 太上老君急〻如律令

符式

勅令

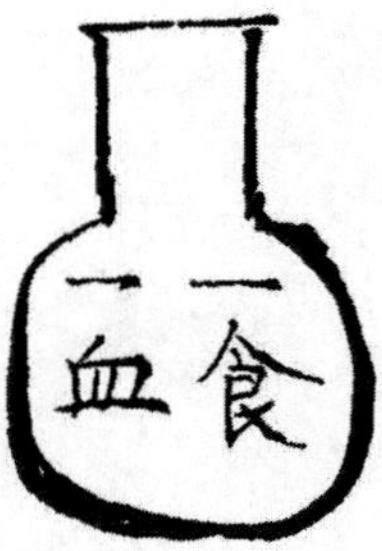

用摺疊扇一把右手
作劍訣書符于扇
上再念五方咒去一遍將扇摺攏放于水碗上

吹𣅜五更時須將水傾去扇放開後用方驗

主夜神咒

治夜行及寢可以祛除恐怖恐夢每夜誦

百遍咒云

婆珊婆演底 出華嚴經

觀音洗眼咒

眭

呪七遍或四十九遍于水中洗眼儿積年瘴翳近患赤腫無不痊愈加念大悲咒七遍更妙

咒云

救苦觀世音。施我大安樂。賜我大方便。滅吾愚痴迷暗。除却諸障礙。無明諸罪惡。出我眼疑作暗室中。便我視物光。我今說是偈。洗懺眼識罪。普光明（放净）廟觀微妙相。

辟兵咒

日誦一百二十遍一切火兵可避　咒曰

唵呵遊阿達利野婆阿　疑作河

治湯火傷　咒云

龍樹王如來授我行持北方壬癸火大法龍樹

收

王如来我是北方壬癸水斬除天下火星辰千里火星辰必降急〻如律令

咒畢手握真武印吹之即用少許冷水洗雖火燒手足成瘡皆可療

擲骰子咒

咒云

伊帝弥帝弥揭羅帝

念満十萬遍彩隨呼

而成

治急病咒

允受三五法在存識三天貞名三司貞名有急

灾病大喚三天名蜜呼三師名即灾病皆消

上清徹天貞名防中

中禹餘天貞名元

卅

下天赤天貞名佳

以上三天貞名

左無上貞名 ⿱天⿰天天即天字

右玄老貞名 众即人字

中央太上貞名 池即⿱池⿰池池字

以上三師名

思三台厭惡咒

凡三台內諱知者象惡悉除諸善備至

上台虛精　中台六淳　下台曲生

凡于靜房端坐思台覆頭吹思兩臂氣

從胷中出与三台祖連久々思畢叩齒二七

遍二鼻微々納氣閉口滿便嚥之嚥畢乃

卄

咒曰

蔔荣蔔荣頤乞長生太玄三台常霞我形出入往来萬神慒營步之五年仙骨自成步之七年令葯皆精步之十年上昇天庭

祛白虱方

用百步六錢銀杏肉二味浆衣可除

凡有求于人以紅豆七粒放于彼家門首所求必得

辛己日甲寅日以銅錢二枚着地埋之勿令人知財帛日進

取牛骨頭埋于坤位令人大富

一
治痢未通

（符）

如不通，直路通。

中直豎

（符）

治痢不止。如不止，

橫塞止，下橫畫

時念此句

治惡瘡

（符） （符） （符） （符） （符） （符）

每字重书六遍于患处用醋磨墨空心写又
用姜汁猪胆汁涂上
我是肥瘡王你是肥瘡鬼埋在东墙下一世不
得超奉請
南斗六司　北斗七星
川三
急急如律令勅

治邪魅救犬丢磚塊一切不祥

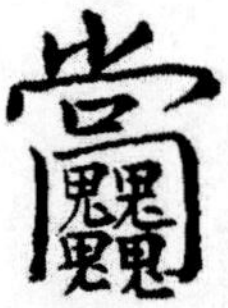
鬼鬼　咒云

天火燒太陽地火燒五方雷火
執常法燒死諸不祥

急急如律令勅

到山岳魍魎邪神聞風胆落門上書帖

又治傷寒

風寒〻熱等症焚灰面東服之被盖出汗三日

即鬆用葱三根姜三片

治难産　　咒云

開

鎖骨開骨鎖開是男是女速下来勿

傷児命勿損母胎五奉

㕮太上老君急〻如律令勅

°⿱尚饠 ⿱尚饍 ⿱尚⿰食咸 ⿱尚⿰食肖 ⿱尚⿰食羊

治瘡癤初起者上立退咒云

赫〻洋〻令遠天倉神筆到処萬毒消洋

圈内入天語

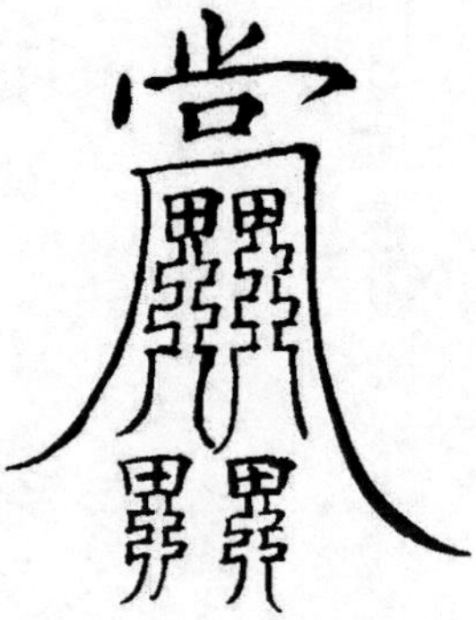

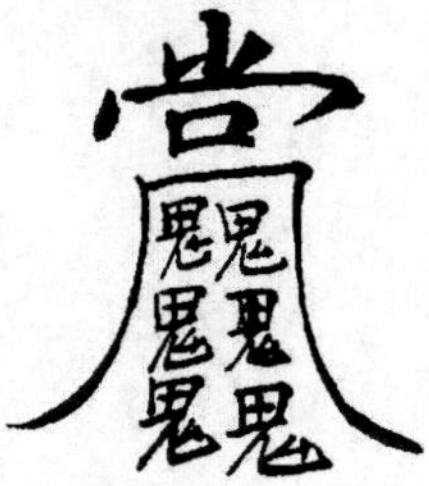

此符治瘡疾書于背上又能
辟邪鎮宅
咒云
天火燒太阳地火燒五方雷火
热常法燒死諸不祥
急急如律令敕

又治群邪

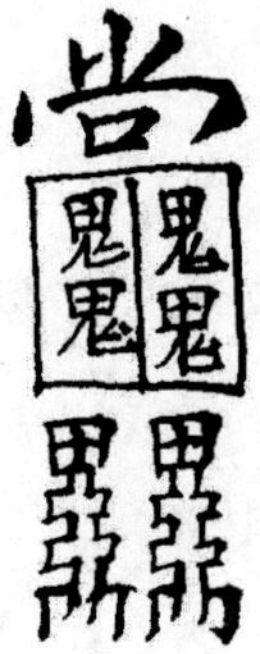

此字治虛邪佩帶護身赫赫之光不敢輕視　又治寒热等症

或寫貼門上或服有变化用鎮邪以砂硃书默

咒　六鬼出[遷]到投到山岳魑魅魍魎神間

胆落吾奉　太上老君急急如律令勑

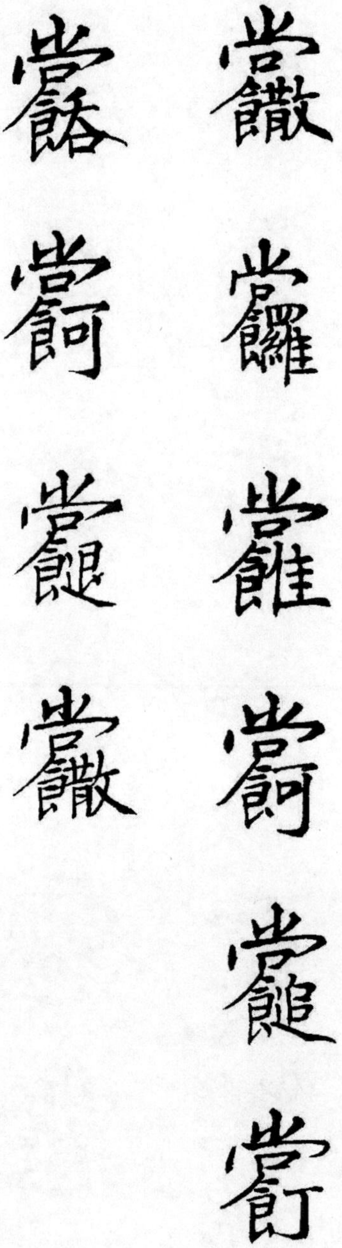

此治一切病症用表奏上书勅令二字蓋頂用法

卟

噀之令患家净手取符化灰酒下

凡书務要潔淨此治瘡疾化灰

⿱斬耳 常山湯下

⿱雨⿺鬼釋 ⿱雨⿺鬼閔 ⿱雨⿺鬼雪 ⿱雨⿺鬼肖 ⿱雨⿺鬼域 ⿱雨⿺鬼壘

⿱雨⿺鬼甬 ⿱雨⿺鬼朋 ⿱雨⿺鬼騰 ⿱雨⿺鬼化 ⿱雨⿺鬼猷 加猪 ⿱雨⿺鬼虎

⿱雨⿺鬼龍 鸡加 ⿱雨⿺鬼鳳 又书

雪山童子到

凡悮人呑筷子及諸骨在喉内书符即化

用劍訣书于水上不用三指為　金剛訣頂

卝

碗先劍訣书⿱車⿰車韋字踏左足下又书⿱車⿰車韋字踏右

足下坐後书符水碗

九龍化骨符

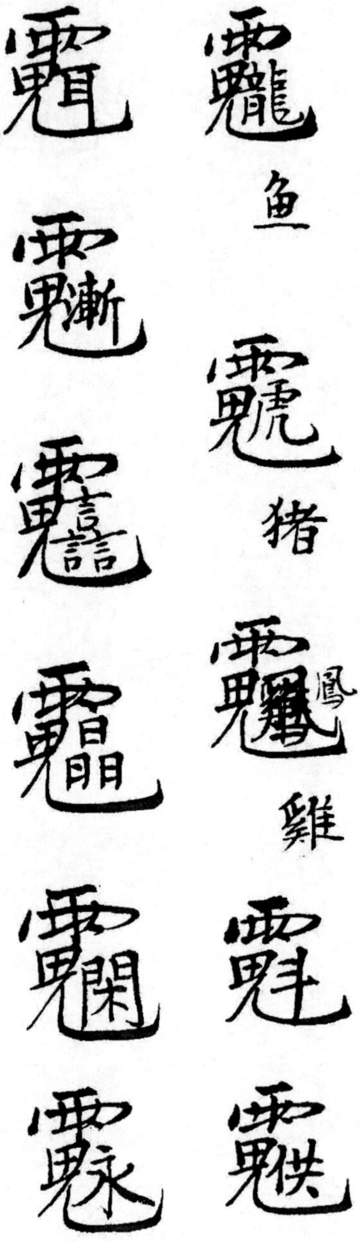

雪小童子到　咒曰

此水非水神水佛水波羅家水諸骨化為

泥水咽喉化為萬丈深潭九龍歸洞吾奉

太上老君急急如律令勅

東方生炁三口吹碗

吽

⿱雨⿺鬼斗

⿱雨⿺鬼永

⿱雨⿺鬼你

⿱雨⿺鬼言

⿱雨⿺鬼白

⿱雨⿺鬼木

⿱雨⿺鬼水

⿱雨⿺鬼林

⿱雨⿺鬼斬

⿱雨⿺鬼龍

⿱雨⿺鬼虎

如不能退

再加

⿱雨⿺鬼⿱龍⿰龍龍

⿱雨⿺鬼⿱斗⿰斗斗

⿱雨⿺鬼⿱貢⿰貢貢

⿱雨⿺鬼⿱尔⿰尔尔

⿱雨⿺鬼⿱言⿰言言

⿱雨⿺鬼品

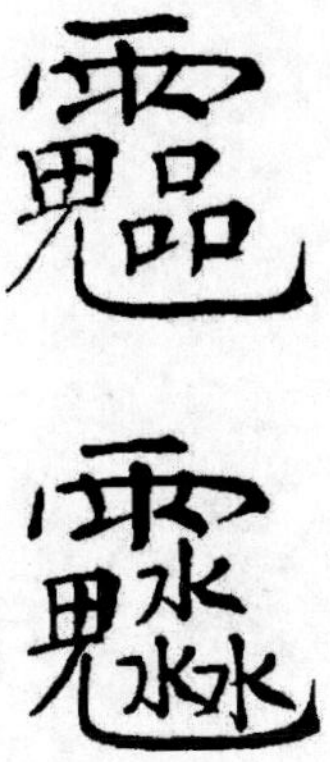

吞九龍治骨鯁法左手三山
訣右手劍訣書于水上吞之骨
即化水無踪

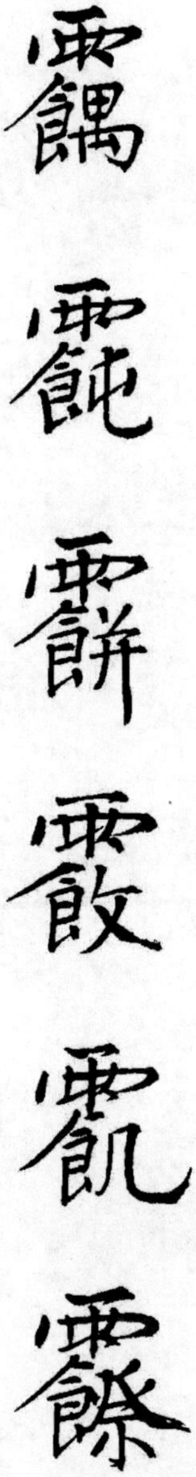

收

⿱雨⿰食吕 ⿱雨⿰食若 ⿱雨⿰食去 ⿱雨⿰食吉 ⿱雨⿰食羊 书畢加

勅令

二字盖噴水一口捉瘡疾符　咒云

赫〻揚〻日出東方神筆在手永除

百病　南斗六司星君　北斗七星元君

吾奉　太上老君急〻如律令勅

疊書或書患人背上

凡治病諸病〻在喉中者胸中者枕高七寸
病在心下者枕高四寸病在臍下者去枕以口
出氣鼻納氣者名曰瀉閉口温氣咽之者
名曰補欲引頭病者仰頭欲引腰脚病者
仰足十指欲引胸中病者挽足十指欲〻引者
卄

腹口寒热諸所不快者皆閉氣脹腹欲息者須以鼻息已復為玉愈乃止矣

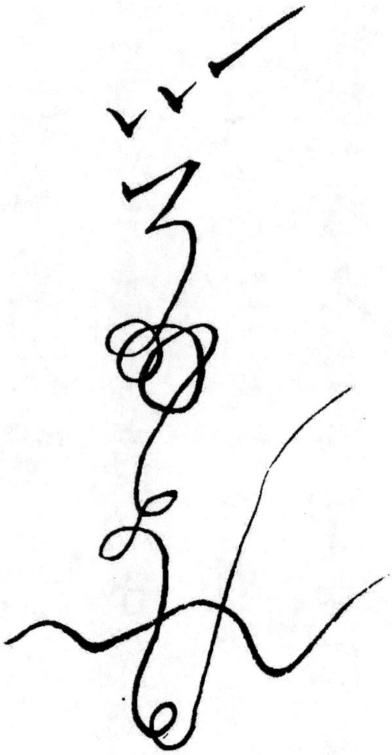

剪紙神法

用紙隨意剪紙人長一寸許開中指虛書風雷耳報于上腹臍想童像滿輳嘴于上囑云東西南北中五方來五龍雲時遍壞土隱隱來天蓬囑畢隨移神于近童處呼其名曰某人吾住某処汝可隨去四十九日易紙別置

妬

藏小毡袋中請時置左袖中閑時置凈處四十九日上

焚而易之其剪法盧書囑語呼名等一如前式

藏神訓語

計前工練不灵藏時呼名曰某人汝入此室須認吾氣須識吾聲别有呼喚不可應承隨我呼喚隨我使令若若遠若近勿憚趋承一有不順吾當牒汝酆都陷汝黑門吾奉　白雲九候先生急急如律令　念過

作速藏之即用紙隨意前紙人如法接續之　自後但
有請童至立次而恃願不到者敕神取出信墨字書
勅令下書云　一勅不降罪逆不原　下寫
料　原安置之　第二次倘有比事書云
二勅不降永滅風烟　三次書曰　三勅不降斬首
奵向天　上下書法同前過此三次永無時願之弊矣

然此亦不過一歲中偶式一次耳　靜養硃砂待

用十三道將一道反帖童門鎮之其餘焚之

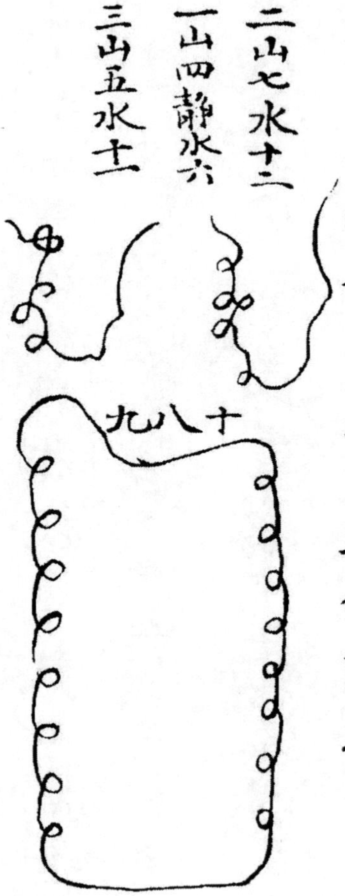

遇七月七日夜　又書一道反貼童門九月九日亦如之

餘月不用　孔要对面用硃砂二錢五分在童室內背後用二錢五分在面前捧大索四個磅開取四个丰枚每丰枚中指虛書花押七个火供童氣呵[illegible]先貼腦後次心耳次左足再次右足然後入室左手執錢三个孔对其面孔上次右手醮水彈七字門室固封　符咒口誦北符隨此書之

治瘧疾

妅

魁貪二字

入南斗北斗諱寫在田字內

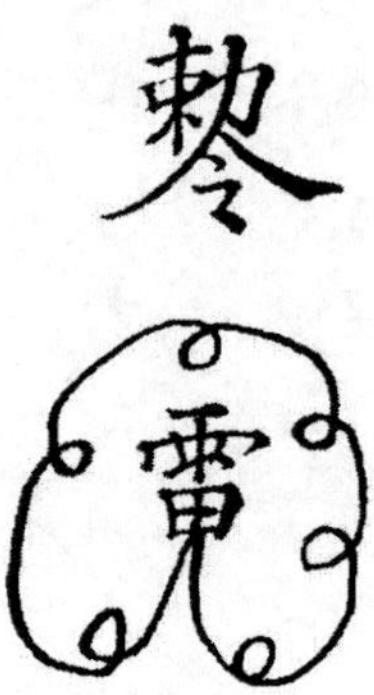

加紫微諱天罡諱

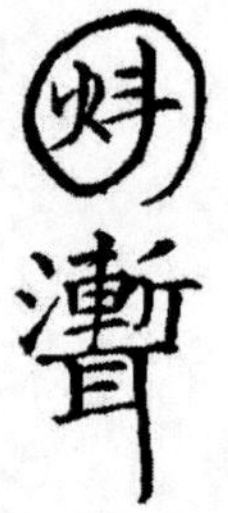

此符書在瓦上男用陽瓦女用陰瓦

打如棋子大圓書瓦上繫扎手臂上

女右不可四眼見

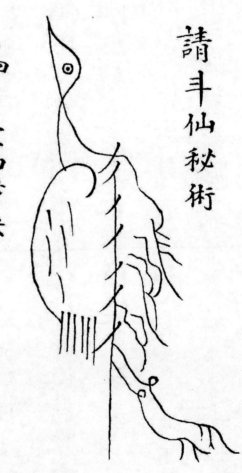

請斗仙秘術

鶴身上寫秘訣

⿰女三⿱雨材⿱雨扣⿱雨折寫完塗墨默念

⿺鬼土⿺鬼包⿺鬼雚⿺鬼斷⿺鬼畢⿺鬼甫⿺鬼票　口念

伏以香爇金炉酒傾玉液弟子 某 八庚年日月時建

生今于 某 年月日為 某 事奉　仙界值符使者合用

當坊土地奏請速去速来毋淂遲疑吾奉

太上老君急〻如律令請　上八洞中八洞下八洞

暨十洲三島蓬萊聖象有事祈求速下壇来速

去速来毋淂遅疑吾奉　太上老君急〻如律令勅
手內執做訣扶斗将符焼在斗上
玄女璇璣
用甲子日為始至甲辰日四十九日之間每日寅時沐浴卯初
面東焚香礼拜先念净口咒七遍追神咒七遍呑追神
奴
符一道取東方炁一口吸入腹中須聞淂耳边如蜂

見飛声丰時不絶為驗此符乃　九天玄女誓符也
自服之後氣出者驅神追男氣入者瘟癀不染百病
不生身體强健此咒用默念不用明念如此一月應驗次念
鳴耳咒七遍吞鳴耳符一道取東方炁一口須聞耳边如嬰
兒声片時不絶次日念開喉咒七遍吞開喉符一道取
東方炁一口須聞耳边如嬰童声片時不絶次日

念宣音咒七遍呑宣音符一道取東方炁一口須聞耳边如　神
将作声却于浄室之間是何　神将令赴吾前姓名服色逐
一寫記来日立香粢祭儀酒果銭帛与服神将設誓言
神将上知天門下知地府中知江海浅深日月虧盈過去
未来無不知之事今毎　神将誓某毎日早辰焚香叩
歯供養毎月朔望焚香叩歯礼拝四時八節亦然

陌

供養燒錢礼拜不敢違慢伏望神將遇天明日月星辰之変風雲雷雨之作国家萬歲軍民安妥出將則凴發蹤指示以取勝救難則伏遂鬼驅神以安其生地理山川前物藏埋歲時荒熟物價高低本身父母兄弟妻子寿夭窮道年日月時他人鄉貫姓名禍福一應事情自來耳边通報及候 某 默念或加叩齒急赴耳

耳边明彰報應如有違悞上奏　天庭罪有所歸故誓

净口咒

太生延生台光爽灵辟除陰鬼保命陽精灵源不濁延寿

長寧邪氣不入真氣常存依吾指教上奏

三清急〻如　九天玄女律令揖

追神咒

天清地寧天地交精　九天玄女賜我姓名陽精陽魄陰精陰魄速赴吾咒速至吾身若稍有違如逆　上清蓬萊仙子奉敎真人急咒急至助吾行神急急如九天玄女律令

追神符

卜二

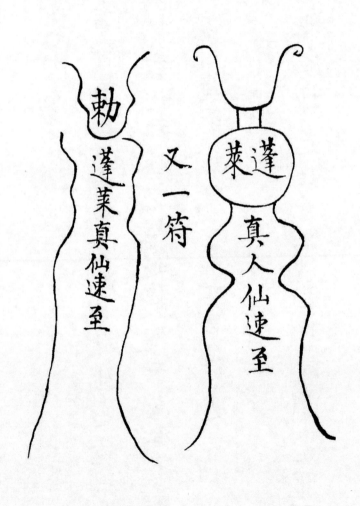

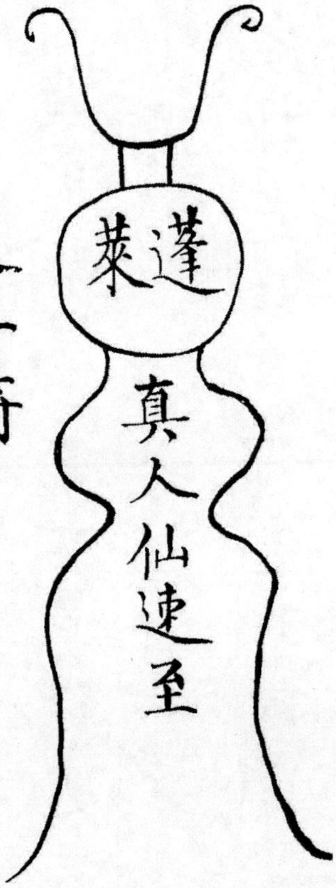

又一符

右符乃

九天玄女秘書仲符每日寅時洗沐用硃砂书黄紙上卯初立向正東焚香礼拜念咒七遍焚符于洗水中吞之取東炁一口吸入腹中若滿一月立召神應

鳴耳咒

天之神光地之神光日月神光耳边開光咒開

耳光神通入耳速至耳傍　急〻如

九天玄女律令

鳴耳符

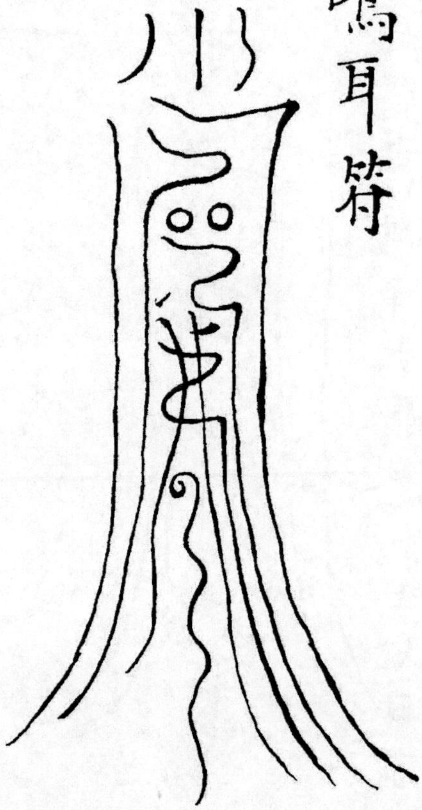

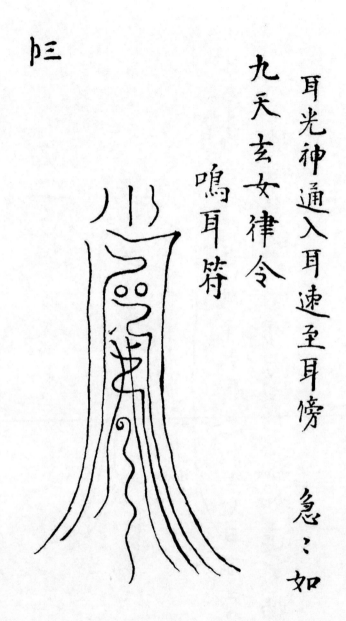

忄三

又一符

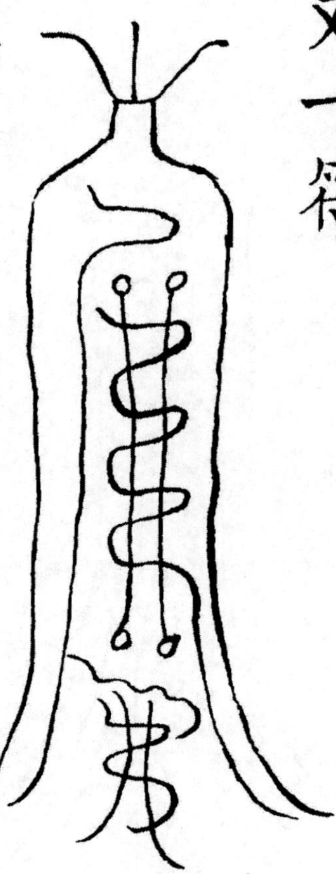

右符鳴念耳咒書此净水吞之上士七日下士半月可聽　神將言語切不可洩漏天机如違　神不降反怒

開喉咒

神精亢君太上尋声能知若説与前程汝若不
説永永沉淪吾令勅汝速通姓名
急々如
九天玄女律令

以

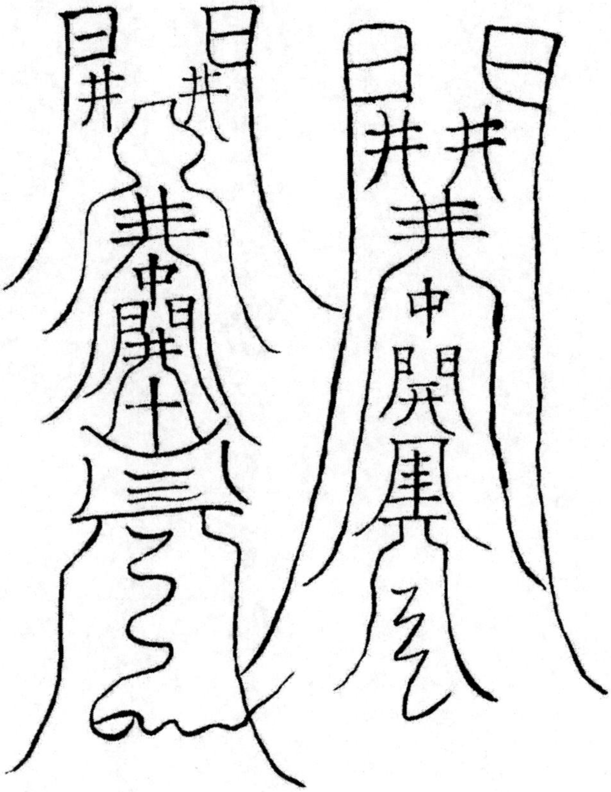

右符念前咒七遍焚符净水吞之即与

神符通喉朗言語事情　宣音咒

元始祖炁普化萬神　上帝有令吾通灵三尺滅

爽九虫六外清内澄七竅光明宣神出音速降真

身吾奉　玉帝勅令速出音揖

宣音符

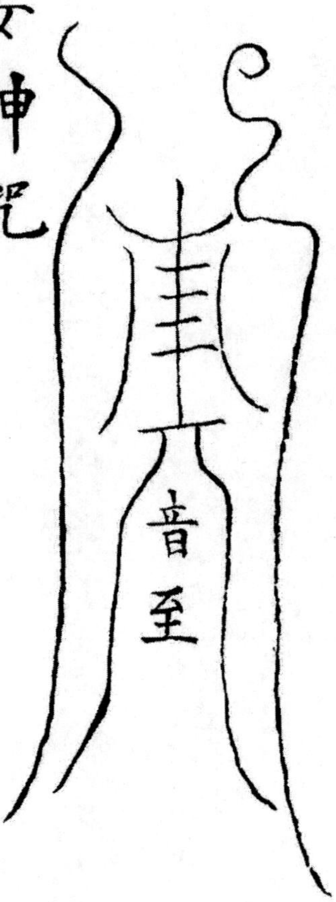

安神咒

天一神兵八卦之精揖到神将安在吾身有咒即至

有事通灵無事不報不淂動令吾奉

九天玄女律令　濟吾身

魁⿺鬼乘魒⿺鬼柳⿺鬼反⿺鬼急⿺鬼走⿺鬼关⿺鬼喜魅　吾奉

太上老君急〻如律令　右法左手雷印右手劍

訣存想　神将常在耳边先取直上天罡炁一口

吹于左右肩存想　太陽太陰圓滿光煇于

叱

肩化作青白二童子俱　自来耳边傳報過去

未來一切之事悉皆知矣

奉天神咒　此咒時〻存想

奉請六丁速赴吾身先天一氣萬物皆靈憑吾直氣泄破天門左持法力右舉身輕起生身火屋下生風開唇念咒急勑來臨聽吾法旨火速降臨鬼神來報斬却無踪六丁來報依吾令行口念千

遍心想常存九〻耳内聽声吾奉

太上老君急〻如律令

左手雷訣

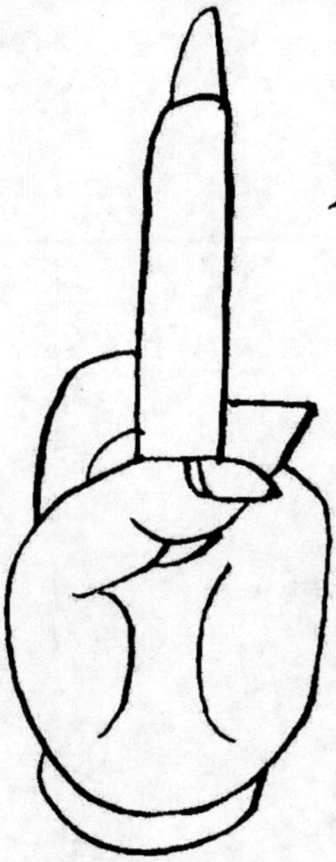

追魂秘訣

設供

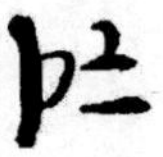

吕祖　灵官　土地　甲馬　香烛　净茶　三果

通陰之人对神四拜起止于壇前閉目拳手並足

一心想見陰人不可咽唾　司亦四拜跪誦

純陽誥二遍　靈官誥二

仰啟神威豁落将　都天糾察大灵官

火車二五大雷公　受命三天降鬼祟　手

執金鞭巡世界　身披金甲顯灵威　綠靴風帶護身形　雙目火睛耀天地　項刻三天朝上帝　須臾九地救生灵　龍牙鳳嘴將三千　虎豹貔貅兵百萬　走火行風前後衛　穿山破石捉邪精　祈晴禱雨濟世間　附本圓光通事意　治病回生如反掌　、叹

吽

魂揖毒伏群魔　飛騰雲霧遍虛空　號令雷霆

轟霹靂　三界伏魔皆拱手　十方外道盡皈依

吾今啟請望来臨　天賜雷威加擁護

太乙雷声應化天尊　手執金鞭駕火輪　腰纏

苍索怒雙睛　黄金硃髮連環甲　風帶紅袍烈護

身　何劳妙手塗我像　但願君心合吾心　指揮五

雷傳號令　妖邪鬼魅化為塵　我今啟請望来

臨　大賜雷威加擁護

土地誥一遍

手勅八卦文口念

乾之精　坤之靈　日月象　岳瀆形　驅雷電

運形精　罡星至　亨利貞

收

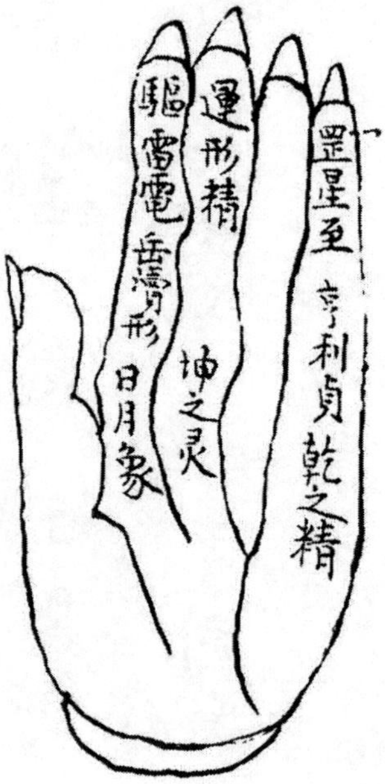
罡星至
亨利貞
乾之精
坤之灵
運形精
驅雷電
岳瀆形
日月象

無名指空出不用

劍訣

無名指捺在大指之下大指尅在小指西大小指盖住大指之中右手劍訣書符于左手中口念　土地咒曰

焚香上祝 土地正神今提 某来見陰人逢山開道遇水

横橋勿淂于犯 莫阻来人有功之日名书上請

第一道

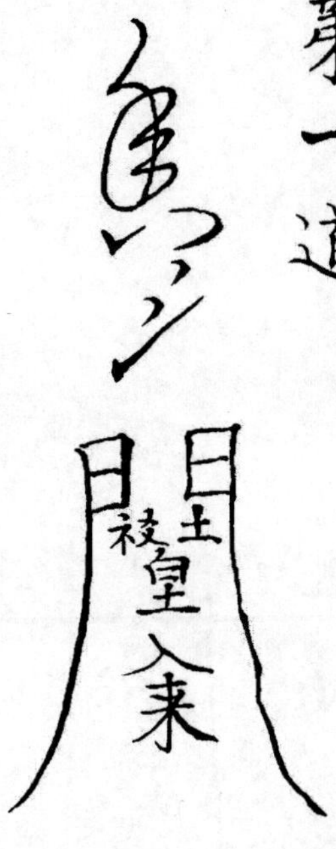

卄書畢将劍訣削去通陰人面上三次以後之符书于周

身

第二道

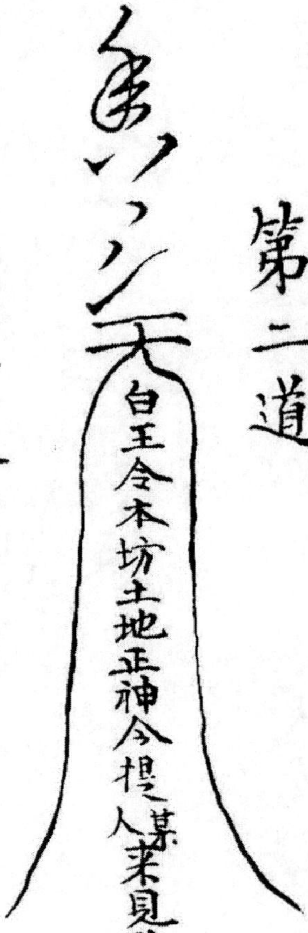

第三道

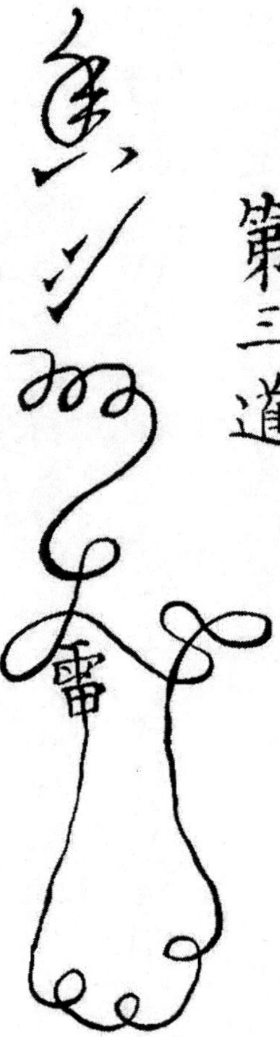

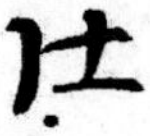

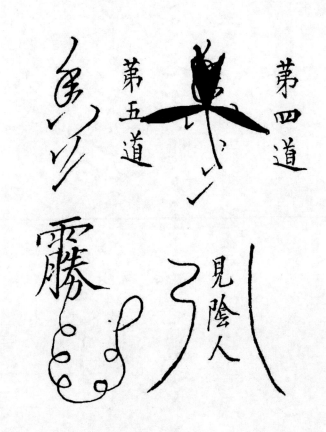

第四道

第五道

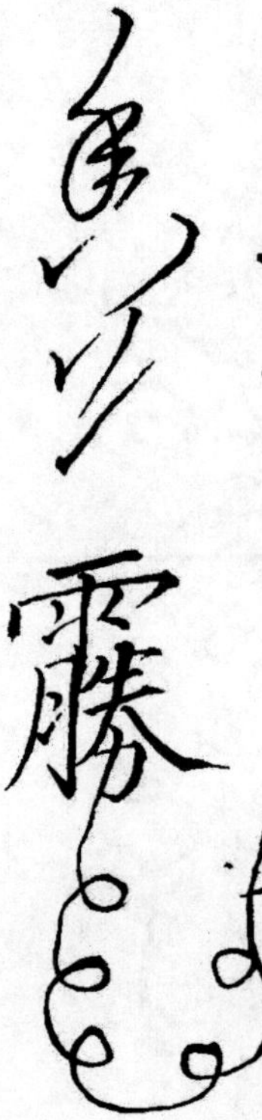

第六道有咒

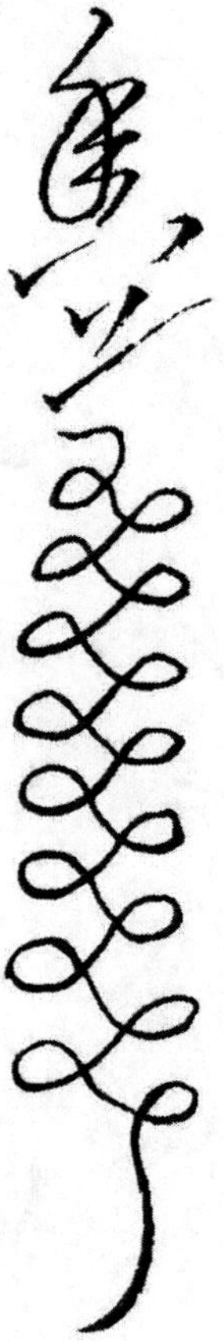

天之精光地之灵光日之陽光月之陰光雷之火光閃電

金光二十八宿星光　祖師聖光急急如

純陽呂祖仙師律令

再一口氣念

出陽神三字七遍　叩齒三通丟遊之人若不能即到

耳沒第一道　天皇令书赵週而復始以到為止

边門之人在路或有阻隔須焚甲馬五張

問畢呼其名胸前一扑即醒間有昏迷不省人事

注

或致發狂用硃书此符焚之即醒

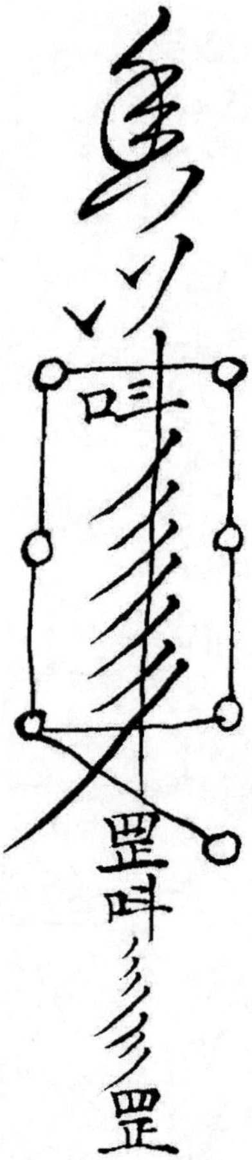

散一〇三〇五〇七〇

形二〇四〇六〇

仁

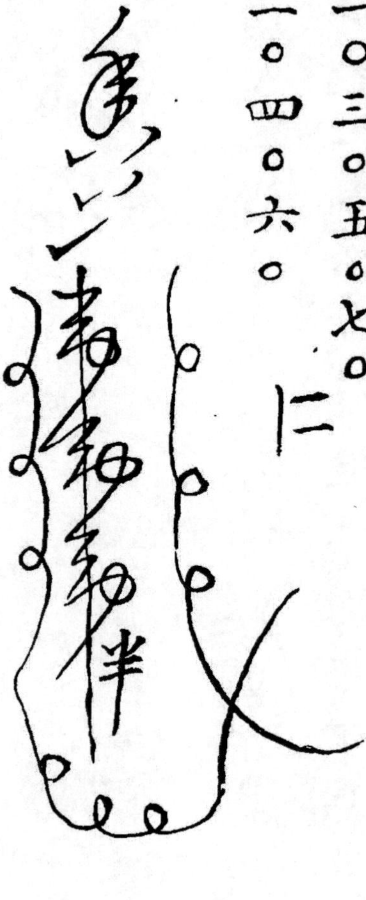

佳

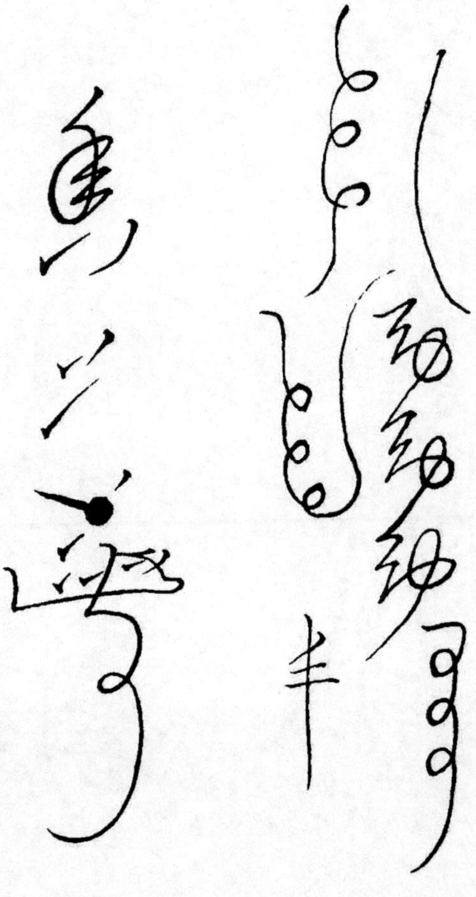

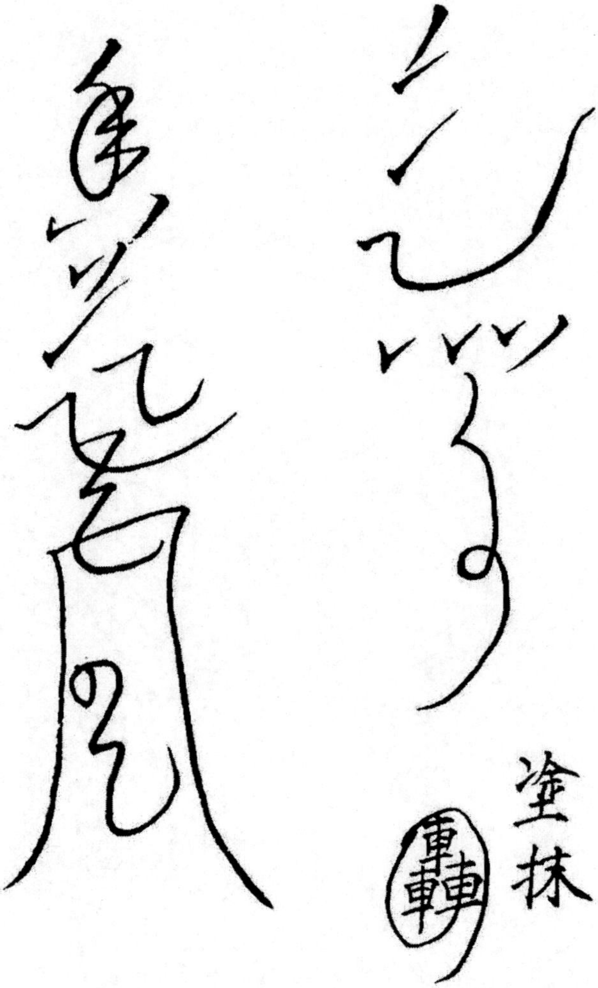

塗抹

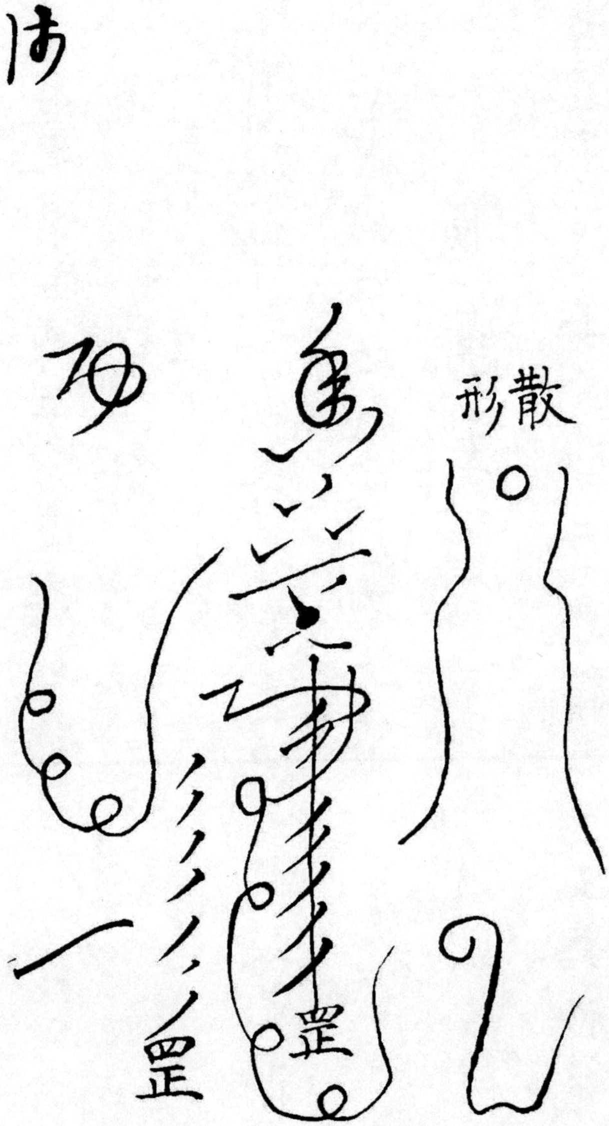
散形
罡
罡

通遊之日當戒羊肉韮蒜之物

土地誥 密念

此間土地神之最靈昇天達地出幽入冥我令關奏

不得停留有功之日名書上請

搬運法

遵奉 玉虛秘旨邀請 五路神祇五方五鬼

運神机搬運任我心意金鬼乾宮使令木鬼震相搬移水鬼坎卦任施為火鬼離方運際土鬼艮位使神机八卦陰陽相利赫〻大顕神威吾奉

三山九候先生律令捐

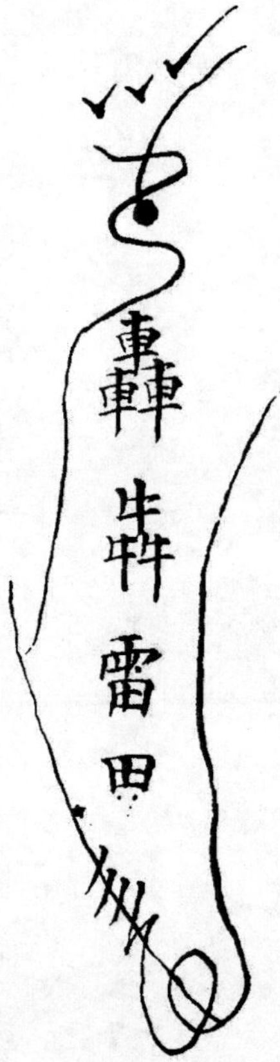

䰟字内书亡故男女名姓五個三男二女塗墨法用䰟日煉起七日止方可取物施行魚肉菜品素菜之物方可取得金銀來錢取不來也

滅形法

敬請北方黑煞神銅頭鐵脚大將軍左手持鎗金玉露噀而噴雲天地昏掩朦日月增造化遮人眼目閉人

晴太陽星遮吾身太陰星遮吾形杳〻冥〻六甲六
丁形身立遁正氣不離吾奉　三山九候先生律令攝
東方木鬼錢四方火鬼連西方金鬼李北方水鬼揚中央土
鬼王　煞字内書　唵吽吒唎　四字塗墨

12

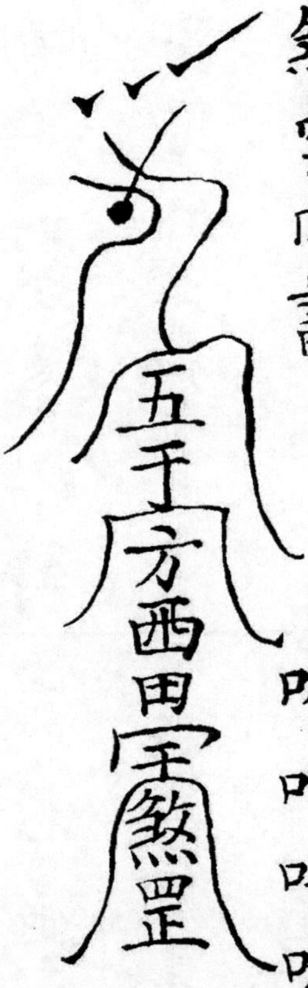

此法用心日煉面向北方每日卯時念咒七遍书符一道在色上色內藏貝麻五粒七九日方取出如身要不見即將貝麻捏在手放開即不見形世如要現捏好在手之物即露其形也

轉槿仙

奉請東方甲乙神南方丙丁神西方庚辛神中央

戊己神〻通性鬼通灵左轉三十六右轉七十二如
若不轉急令銅頭鉄脚大将神鉄鎚追轉
犇吒轟吒唵哪嗲吒五奉
三山九候先生律令勅
此法用窰碗一隻水八分水内右劔訣书犇轟

卜二

吒等八字放在地土湏要寬廠之所再用筯二

只十字樣擺于碗口将槿柳放在上便童子盤膝坐其中又書秘符口念咒七遍如轉藏殿一股也

此法用本木日煉起七日方可

八、醫案醫話醫論

疇人方案六卷

李疇人撰　毛燧元輯録

舊抄本

疇人方案六卷

本書爲中醫醫案著作。李疇人（一九〇〇—一九五一），蘇州名醫，少從同邑侯子然先生學醫，術業精湛。七七事變後，吴門疫癘盛行，他治温活人甚衆，求診者日以百計，醫名頗盛。著有《醫方概要》兩卷，刊行於世。亦有《秘傳推拿小兒病原賦》，未曾刊印。曾與當時著名中醫朱葆良等創辦『吴縣中醫院』，門墻桃李多至一百餘人。此書即由李疇人門人毛燮元編輯而成。本書以内科雜病和温病醫案爲主，共計輯録醫案三百餘個，不分門類，關於患者初診病因病機、脉證治法、處方用藥和復診用方、病因病機變化的記録均較爲完整，尤其是復診記録，有的醫案竟有三十六診之多，體現了治療的連續性和有效性。李疇人爲吴門温病學派代表人物之一，主張用藥輕清，以祛病邪。本書脉案即可反映出這一特色。

疇人方案卷一

疇人方案卷一

門人毛燮元錄

目錄

歸左　任舊學前　四月初九日

腎陰不足子病及母肺金困傷去冬欬嗽形容消瘦繼而身熱往来虚瘖頻見今則胭肉已脫痰吐如沫白而且膩二顴時紅脉象細弦且数重按寸関不振左更耎弱舌苔白黄带膩胃納尚可種種症象肺腎兩虧非易見效

米炒洋参　川象貝　海浮石　川通草
原金斛　甜杏仁　甜瓜子
淡玄参　珍珠母　茯苓神
細生地　生蛤壳　鮮竹茹

又方　　四月十一日

養陰清化之後欬嗆較減大升略平脈象左寸仍弱關尺較大左則細弦帶數舌苔見化胃納尚可大便不結症象略見鬆動脈象未見轉机肺腎二虧胃强脾弱病根已深調治非易擬肩標本兼顧

米炒洋參　東白薇　料豆衣　珍珠母　冬瓜子
真楓斛　西赤芍　茯苓神　生蛤殼　浮小麥
淡玄參　原生參　川象貝　海浮石　川通草

又方　　四月十三日

肺主皮毛肺虛則皮毛鬆空春寒因得外襲是以

形寒身熱喉痒欬嗽又盛舌苔薄黄胃納覺呆脉
象細弦帶數本虛邪湊標急者先治
冬桑葉　象貝母　甜瓜子　海浮石　炒白前
白夕利　苦杏仁　東瓜皮　川通草
苦桔梗　新会皮　生蛤殼　絲瓜絡
又方　　　　四月十五日
肺為嬌臟悪寒悪熱春寒異常不克抵抗是以洒
淅形寒時覺火升咳嗆盛衰舌苔化薄脉仍細弦
擬以標本兼顧
肥玉竹　炒白前　象貝母　廣橘白　稻根鬚

苦杏仁　香青蒿　海浮石　川通草　東瓜皮子
桑白皮　東白薇　生蛤殼　薏苡仁

又診　四月十七日

洒淅形寒，近日未作，掌灼內熱依然不退，咳癢咳嗽，脈象細弦，業數病久，肺陰大虧，脾又不健，用藥膩則妨脾，燥則妨肺，擬以兼顧

真楓斛　苦杏仁　白石英　炙百部　苦桔梗
肥玉竹　生蛤殼　珍珠母　淡玄參　炙甘草
炒白前　海浮石　東冬子　新會皮　西瓜子殼

又方　四月十九日

掌灼内熱欬嗽喉毛疵脈細弦沉數舌苔不垢胃納不旺昨夜盜汗甚多經云陰虛者陽必湊之陽湊之則内熱陽加于陰則盜汗總而言之陰虛陽旺水火不濟擬以壯水制火法

淡元參　雲茯苓　海浮石　炒白前　浮小麥
細生地　玉泉散　白石英　新會皮　穞桃乾
懷山藥　生蛤殼　甜冬子　稻根鬚　生龍齒
左牡蠣

彭右兄　曹家巷　七月廿三日　熱105.6度

昨夜驟然汗出而不能言語繼飲涼開水而鬆似

有熱閉之象今則身熱内重四肢不温頭昏目花舌苔白黄脈來沃數熱深厥深最恐厥閉擬以清開

太乙丹末三分 川桂枝四分 石決明五錢 真鬱金一錢 生紫菀錢
羚羊角粉三分（先化服） 真川連三分（合炒） 紫貝齒五錢 宣木瓜錢 苦杏仁錢
炒香豉三錢 黑山梔錢 枳實片錢 絲瓜絡錢 青陳皮各錢

又方　七月廿四日　熱102

四指轉温身熱略淡頭昏覺脹寐中驚惕大便欲解不行小溲尚利胸痞略寬病象略見鬆動袪温病交五日尚恐逾庚復遷延再平肝清通

冬桑葉錢 宋半夏錢 象貝母 川楝子錢 枳殼錢
生紫菀錢 象貝母錢 石決明 萊卜子打 真鬱金錢
鹽水炒 真川連七分 青陳皮錢 硃燈心 方通草 白夕利錢
又方　　　　七月廿五日　熱
身熱朝衰暮盛四肢又覺不爆舌瘖黄口作乾渴
來仍數頭昏不已起則汗出卧則汗無大便曾通
今閉夜寐不安秋溫病交六日邪不外達擬仿桂
枝白虎湯法
川桂枝 大竹叶 荒炒苡仁 蠡枳殼 芥腳 約麻仁丸
生石羔 白蔻仁 大杏仁 真鬱金 紫貝齒

卷一

炒知母　黑山梔　赤豬苓　車前子　石決明

又方　　七月廿六日　　熱 1025

少腹拒按大便通而不多色醬如醬舌苔黃膩渴不引飲身熱夜重四肢不起脾主四肢食滯中阻脾陽不克分佈亟再釜底抽薪冀其表裡通透乃妥

製茅朮　生紫菀　枳殼　絲瓜絡　秋水丸

生石羔 仝打　香青蒿　真鬱金　紫貝齒　硃灯心

冬桑葉　小前胡　宣木瓜　石決明　佛手柑

又方　　七月廿七日　　熱 102.

大便連通溏膩舌中仍厚脈象較緩頭昏目易眩
花四肢轉溫汗常自出頸項白痦一二不多病象
稍有轉机之兆擬以乘机透痦
炙茅朮丁 牛蒡子三 象貝母三 石決明丹 保和丸五
生石羔丹（今炒） 冬桑葉三 苦杏仁三 宣木瓜三 硃灯心丁
小前胡三 生紫菀三 紫貝齒丹 絲瓜絡三 方通草丁

又方　七月廿八日

身熱朝衰午盛〻及夜半舌苔前半略化根中白
黄白痦仍少胸悶不已脈來仍數大便通而不多
腹左仍覺非按微溫引動伏邪病交九日尚未外

達拟再透達　硃滑石四

小前胡錢半　白夕利三錢　象貝母二錢　真鬱金錢半　紫貝齒四錢

淨蟬衣五分　冬桑葉三錢　苦杏仁三錢　方通草〤　石决明四錢

牛蒡子(炒)三錢　生紫菀錢半　枳殼錢半　硃灯心〤　建神曲三錢

又方　　七月廿九日

大便通而仍溏　身熱午盛　較前略平　舌苔化薄　脉

來仍數　白痦見而不顯　且有凜意　今覺形寒服已

鬱動邪戀少陽〻明　拟再疎降

小前胡錢半　白蒺藜(炒)三錢　宋半夏三錢　真玉金〤　蔓荊子三錢

炒香豉三錢　香青蒿三錢　象貝母三錢　紫貝齒四錢　硃滑石四

黑山梔三錢　紋秦艽錢半　枳殼錢半　石決明四錢　大杏仁三錢

又方　八月初一日　熱102°

昨夜汗多痦顯，今則不多，胸仍痞悶，脈來略緩，舌苔稍化，大便仍溏，小溲仍少，秋溫引動伏邪，今交十一日，擬再透達

小前胡錢半　白夕利三錢　宋半夏錢半　車前子三錢　香連丸錢半

淨蟬衣八分　炒香豉三錢　象貝母三錢　硃燈心一錢　紫貝齒四錢

牛蒡子三錢　黑山梔三錢　豬赤苓各三錢　硃通草一錢　焦六曲三錢

又方　八月初二日　熱101.6

大便昨通，今已身熱朝衰午盛，汗出頗多，白痦稍

顯胸次不開秋溫邪引動伏邪留戀少陽陽明擬以
疏解

青蒿錢 香連丸錢 陳皮 甲錢 硃灯心分 雞蘇散錢
小前胡錢 焦六麯錢 車前子錢 黑山梔錢 鮮荷葉角
防風錢 赤猪苓錢 方通草分 淡竹叶錢

又方　　八月初四日

大便今通較厚舌苔稍化胸又不舒身熱盛衰不
退脉來弦數伏邪留戀少陽陽明擬再疏通
青蒿錢 小川連錢 新會皮錢 川通草分 石決明錢
牡丹皮錢 廣木香錢 香谷芽錢 硃灯心分 煅龍齒錢

玉泉散（包）丹　蒂皮參三錢　淡竹葉錢半　車前子（包）三錢　白夕利三錢

又方　　　　　　八月初四日

大便今日又通較厚　舌化前半根苔薄黃　脈為數

後身熱如潮　擬以清解

香青蒿三錢　石決明丹　新會皮丁　絲瓜絡錢　磁朱丸（包）丹

牡丹皮錢　玉泉散（包）丹　香谷芽三錢　蒂皮參四　車前子（包）四

川連參　大竹葉先　炒桑枝四　朱燈心丁　嫩龍齒丹

又方　　　　　　八月初六日

大便今通溏薄二次　舌苔化而不清　脈來略緩　身

熱如潮　腹鳴漸少　咽紅哽痛　餘熱留戀陽明　擬以

清化　[illegible]人方集　卷一

香青蒿三钱　陳卜甲三钱　九香蟲一钱　川通草一钱　煅石決明
牡丹皮三钱　生蛤殼八钱　車前子四钱　小木通八分　朱滑石四钱
香連丸一钱　象貝母三钱　猪赤苓各三钱　朱灯心一钱　金鎖匙一钱

又方　八月初七日

身熱日晚半淡舌苔白化便溏暫止脉來數緩惟
夜寐時有魘狀陽明起漸吉退肝魂不安擬再清
理安魂

珍珠母八钱　灵磁石八钱　宋半夏一钱　朱灯心一钱　朱滑石三钱
朱茯神四钱　香青蒿三钱　象貝母三钱　車前子四钱　香連丸一钱

煅龍齒丹 淡黃芩ㄋ 天竺黃三 川通草卞 黛蛤殼丈ㄋ

又方　　八月初九日

身熱告退舌苔根尚不淨大便近解乾結脉来和耎小溲數多病已告鬆餘邪不淨擬以清理

香青蒿三 石決明丹 宋半夏ㄋ 方通草卞 淡竹葉ㄋ
牡丹皮ㄋ 新會皮卞 象貝母三 車前子三
黃甘菊ㄋ 香谷芽三 枳殼炕ㄋ 黑山梔三

又方　　八月十二日

熱退之後胃納漸佳大便數日一行舌苔不清脉来已緩稍有欬嗽痰濕未清擬再清理

明人方照 方一

冬桑葉錢 白茯苓錢 象貝母錢 車前子錢 絲瓜絡錢

白夕利錢 新會皮七分 枳殼錢半 大杏仁錢

法半夏錢半 香谷芽錢 方通草八分 佛手柑分

何小姐　中衡路　七月三十日

秋温病交九日神志時清時昏糊語糊喃舌苔焦黄乏津脈象沃數不調二便不禁頸項白痦無光下体不能自動腹部拒按邪熱夾滯內蒸不達陷厥從在在可憂勉擬宣肺清胃冀其表通裡達乃可望轉機為

葉氏神犀丹一粒 鮮生地錢 紫貝齒錢 大竹叶錢

鮮石菖蒲（打汁冲服）四　薄荷尖（全打）一　石決明五　硃茯心三
鮮金斛五　玉泉散五（包）　竺黃片三
牛蒡子（全打）四　秋水丸三（包）　硃灯心一

又方　八月初一日

昨投清通，今則神志略清，糊語仍有，舌苔稍潤，黃垢不化，大便不行，腹仍不舒，脈左略調，右仍不勻，白㾦心胸較多，病象略見一線轉機之意耶？尚未達，不可是恃，勉再擬方

羚羊尖粉三分（枇杷叶露丹化服）　鮮生地五　紫貝齒五　秋水丸三（包）
神犀丹一粒（先兑研末）　薄荷尖（全打）一　石決明五　枳實片三（風化硝拌）

壽一方案　卷一
丸

鮮金斛兩　玉泉散兩　象貝母三錢　硃灯心廿寸
牛蒡子四錢（合打）　大竹葉廿片　大杏仁三錢　硃喬心三錢

又方　八月初二日

大便溏中央結二次尚多神志時清時蒙舌苔中
黃劫津脉左弦數右仍不調白瘔心胸皆見腹仍
拒按伏溫夾食内蒸化火劫津昏厥不測轉瞬可
慮勉再擬方仿急下存陰法以冀萬一之幸
珠黃散二分　鮮生地兩（中青子三錢合打）　秋水丸三錢　石決明兩　象貝母三錢
鮮竹瀝兩（先化服）　生石膏兩　枳實花三錢（元明粉一錢合打）　硃灯心廿寸　玄參心三錢（鹽水炒）
鮮石斛兩（先煎）　大竹葉廿片　紫貝齒兩　辰喬心三錢　大杏仁三錢

又方　　八月初三日

大便又通舌苔仍垢腹仍拒按糊語略減脈象稍調夜少安寐秋温挾食内蒸陽明稍見外達與如邪熱充積已成燎原之勢雖見小效尚未可抱樂觀也

鮮金斛（先煎）芽　大竹叶茺　紫貝齒丹　辰砂拌心兮　大杏仁兮

鮮生地（打）一丹　茯（己）水丸兮　石決明丹　全瓜蔞（仝打）四　象貝母三

生石羔丹　枳實完丁　硃灯心丁　鳳化硝拌元參心兮

又方　　八月初四日

大便又通皴結舌苔中灰津液未足言語略清脫

仍拒按，脉象稍調，風垢充積尚未盡下，病象暫覺平穩。能勿再起風波，逐步疑動，乃幸。擬再存陰清化導滯。

紫貝齒兩　珍珠母兩

鮮石斛五錢　牡丹皮二錢　天花粉三錢　江枳實三錢　元參心三錢

鮮生地兩　生石羔兩　大竹葉卅片　象貝母三錢　硃翹心三錢

冬桑葉三錢　肥知母三錢　生錦紋三錢　天竺黃三錢　辰灯心一扎

又方　八月初五日

大便又通，溏黑，其臭异常。解時已有知覺。舌灰稍化，津液未足。脉來略調，尚不發揚。身熱未解，伏溫兼食內蒸陽明，稍見外達，仍不能樂觀也。擬再清

通冀逆步驟動乃草能回再起風波乃幸

鮮石斛五錢 牡丹皮二錢 天花粉三錢 硃翹心三錢 涼膈散五錢[illegible]

鮮生地一兩 生石羔一兩[illegible] 大竹葉廿片 辰灯心一扎 枳實炭二錢

香青蒿三錢 肥知母三錢 淡玄參三錢 天竺黃三錢 珍珠母一兩

又方　　八月初六日

大便昨通不多仍黑舌苔已化垢厚質絳依然身熱不解脈來較大仍帶滑數病勢漸見轉机邪未盡達仍恐再起風波擬再清通陽明

鮮金斛五錢 牡丹皮二錢 硃灯心一扎 珍珠母一兩 生石羔一兩

鮮生地一兩 肥知母三錢 辰翹心三錢 元參心三錢 生錦紋三錢

香青蒿三 天苓粉四 天竺黃三 枳實片才 番瀉葉乙

又方　　八月初七日

大便又通色黑如醬頗多舌灰淨化黃仍不盡黃

色仍絳脈寄較緩身熱未淨病情雖見轉机餘邪

不淨仍宜小心一切否防反復變端

鮮金斛五 牡丹皮才 天花粉三 枳實片才 生石羔五

鮮生地五 元參心三 肥知母三 金伏苓才 硃灯心乙

香青蒿三 竹捲心才 大杏仁三 生錦紋才 辰茯神四

象貝母三

又方　　八月初八日

舌化質絳欬爽不利胸痞夜仍不安大便又通脘痛不淨脈象仍常數意身熱不清病象雖見轉机餘邪未楚宜小心否防反復變端未可忽視擬再清化

鮮金斛 丹參 貝母 三 珍珠母 丹 元參心 三 枳實 炭 一半

鮮生地 丹 大杏仁 三 硃茯神 四 玉泉散 丹

香青蒿 三 天竺黃 三 紫貝齒 丹 小木通 八分

牡丹皮 一半 生蛤殼 丹 辰麯心 三 小青皮

又方　八月初九日

舌苔已化質絳有刺脘部按之尚痛臍腹已舒大

便日通色黑不多脈來數仍不已身熱日覺減決
而仍不清夜寐尚乏長寐思舌為心苗舌質起刺
心熱不清之故擬以成法之中參以清心
鮮金斛錢石决明五元參心錢紫貝齒五小青皮錢
鮮生地五玉泉散五辰翹心三硃灯心錢海南子錢
小川連下大竹葉芃小木通錢炒丹皮錢塊滑石四

又方　八月初十日

據述大便乾結二次不多脘痛不淨舌苔化淨質
絳略淡咳嗽身熱不淨脈象稍緩夜寐稍安大勢
雖平餘熱留戀陽明仍須小心一切各防淺變擬

再清化　　川貝母三

冬桑葉三　黑山梔三　淡竹葉錢半　海南子錢半　淡元參三

牡丹皮一錢　生草梢八分　細生地三　枳實錢半　玉泉散三

枇杷葉三片　小木通一錢　小青皮錢半　硃灯心二　硃麴心三

又方　　八月十一日

身熱外退內熱不清舌苔已化質絳漸淡大便日

通腹痛不淨小溲熱痛脈象小數欬嗽少休夜寐

略安餘[邪]留戀肺胃擬再清化但仍宜小心一切宜

防反復　　潤腸丸三　鮮蘆根一兩

冬桑葉三　牡丹皮錢半　生草梢八分　大杏仁三　淡元參三

色獻珍　住任蔣橋　七月三十日　馬叔眉診

情懷怫鬱肝胃失和頭痛字然胸次瞀悶胸腹背部脹緊不舒寐則形凜舌苔根膩脈濡不揚便溏不暢是氣机不能四佈也氣何以不能四佈濕阻之也延非所宜亟踈化冀勿淹纏

老蘇梗錢　川鬱金二錢　金鈴子三錢　江枳實錢　蠏嚕子三錢

廣藿梗錢　製半夏三錢　延胡索錢　大腹絨錢　萊卜子三錢

越菊丸四錢　炙陳皮錢　鮮佛手三錢　建澤瀉三錢　小青皮錢

沉香片

又方　八月一日

暑濕欝伏肺胃寒熱如瘧畔限不清寒輕熱重右
腰痛痛及尻背胸悶神躁舌黃膩口乾脉弦滑數
左手尤大肝腎不足陰氣受傷擬先清泄疏化佐
以和絡

炒淡芩錢半　黑山梔三錢　煅石決五錢　鹽半夏錢半　硃茯神四錢
香青蒿三錢　黃甘菊錢半　煅瓦楞五錢　絲瓜絡三錢（橘絡七分）　硃滑石四錢
旋覆花三錢　象貝母三錢　青竹茹三錢　肥知母三錢

又方　八月二日

昨宵得汗頗暢垢下溏泄尚嫌不快胸悶脘痞氣
机窒塞熱勢現在退淨舌苔薄黃口不引飲脉濡

濇左尤不暢暑濕交阻肺氣失宣雖有轉瘥之望
而肝肺抑鬱之氣不得不理諸宜謹慎
粉前胡钱 江枳殼钱半 川鬱金钱 白蔻仁七分 黃甘菊钱半
水炙紫菀七分 青竹茹（姜汁炒）二钱 象貝母二钱 塊滑石四钱 西赤苓三钱
旋覆花三钱 炙陳皮钱 鹽半夏三钱 黑山梔三钱 硃茯神四钱

又方 八月三日

寒熱間日而作今午恐又復作昨宵徹夜不寐以
致肝木浮旺胸悶煩躁舌苔黃厚口乾不引飲脈
左弦大右部滑數大便式微而減氣机升逆不思
穀飲小溲不多肺失宣暢肝鬱不達心腎不安氣

火升越再以清洩和降一法

炒淡芩乡 西赤芍乡 竺黄片三 紫貝齒四 硃灯心七

黄甘菊乡 牡丹皮乡 川鬱金丁 廣陳皮丁 硃茯神廿

旋覆花三 黑山梔三 肥知母三 益元散四 絲瓜絡三

又方　　八月四日

瘧勞寒熱均是間日而作得汗幸多界限漸清惟

寐不成寐胸間氣升胃不納舌苔黄厚膩垢脉濡

滑左手尤大大便不通以洩亦少暑濕痰滯夾積

再擬清洩疏化　　麻仁丸三

小川連四 枳實殼三 建六麯三 竺黄片三 旋覆花三

鹽半夏三錢 西赤芍（青皮四分同炒）錢半 南查炭三錢 肥知母二錢 硃茯神四錢
炒淡芩錢半 黑山梔錢半 青竹茹三錢 紫貝齒一兩 硃滑石四錢

又方 八月五日

今晨由寒而熱，循期而作，冷勢較輕，熱勢頗重，
汗常未到，刻正煩躁之時，舌黃白乾，脈滑數帶
沃膩滯，仰西藥而溏泄，腰痛引及肩背，內傷肝腎，
又感暑邪，厥逆可慮。

塊滑石四錢
冬桑葉三錢 炒淡芩錢半 煅石決明一兩 青竹茹三錢 竺黃片二錢
炒丹皮錢半 肥知母二錢 硃茯神四錢 橘葉絡各三錢 生米仁三錢
香青蒿三錢 黃甘菊錢半 紫貝齒一兩 川貝母二錢 萊菔子三錢

又方　八月六日

昨日瘧至夜半始退，今晨便洩二次，惜乎不暢，脘胸痞悶，腹部不適，寐不安神，舌黃糙白厚，口乾不引飲，脉右滑數，左弦數，小溲不通，病及旬日，暑濕痰滯交蒸，仍防熱連昏陷。

小川連五分（水炒）　炒赤芍三錢　肥知母二錢　枳實片一錢　煅石決明一兩
姜半夏二錢　香青蒿二錢　煨草果三分　紫貝齒一兩　朱赤苓四錢
淡芩炭錢半　炒丹皮錢半　炒竹茹二錢　橘葉絡各一錢　朱燈心五分
象貝母二錢　川鬱金一錢　旋覆花二錢　建澤瀉二錢

又方　八月七日早

昨日自下午由寒而熱至夜半而退時間甚長刻
又形寒熱熾雖去日瘧時間不確汗渣幸多胸悶
神倦舌黄灰膩口乾脉滑數便不通洩少病經旬
日暑濕痰滯交阻再擬清洩和解
旋覆花三錢香青蒿三錢煨草果七分絲瓜絡三錢橘皮絡葉各錢
炒赤芍三錢炒知母三錢萊卜子三錢象貝母三錢
炒淡芩錢川鬱金錢白杏仁四錢硃茯神四錢

又方　　八月七日　　頋允若診

舌垢如醬脉来滑數暑濕熱食互阻少陽陽明寒
熱十餘日寒熱如瘧寒少熱盛熱至最盛竟達百

另六度之多亦云罕見也弦之古云是為陽瘧乃脾積不清兼感外邪實滯蘊結于裡濕邪又感于表勢充斥表裏最可慮者腰為腎之外府腰痛不利轉側是濕滯氣痹着于腎部屬腎着症之類耳兩病俱發當兼以治之

蒼术（米泔水浸）錢半 肥知母錢 煨草果五分 廣鬱金錢 六一散四錢

製川朴八分 炒茯苓錢 小青皮錢 木豬苓錢 鮮佛手錢

生石羔四錢 宋半夏錢 建澤瀉錢 陳佩蘭錢半 花梹榔錢

又方　　　八月九日

舌苔厚膩色微如醬脈象滑數胸中痞悶泛噁頻

躁脘腹痞痛口膩而淡大便不暢糞下溏垢暑濕
藥食互阻腸胃氣机失宣升降失度陽明經腑皆
實在表宜以宣洩在裡宜以疏導又須分開濕熱
以免蔽害清竅

小川連五分　白蔻仁八分　蘇藿梗三錢　陳佩蘭錢　姜汁炒竹茹三錢
姜川朴八分　塊滑石四錢　廣陳皮錢　鮮佛手皮　硃灯心三札
宋半夏三錢　大杏仁三錢　炒淡芩三錢　車前子三錢
炒枳實三錢　象貝母三錢　硃連翹三錢　硃茯神三錢

又方　　八月十日

表熱較淡舌上厚膩之苔亦較化薄腰痛全除泛

嘔等症已止，昨能安寐數小時，惟裡熱尚盛，濕遏熱伏，未能透達于表，胸中痞悶仍甚，白痦不鋭（？）跡，脉滑數，擬芳香以開達，辛淡以解肌，邪一逐徹，正即旋安，幸毋躁急。

老蘇梗三錢　江枳實三錢　塊滑石四錢　白蔻仁八分　佩蘭葉三錢

廣藿香三錢　廣鬱金錢半　川捲朴八分　苦桔梗錢半

淡豆豉三錢　廣陳皮錢半　炒淡芩三錢　方通草錢半

黑山梔三錢　瓜蔞仁六錢　大杏仁四錢　鮮佛手三錢

翌日照方加宋半夏三錢　木豬苓三錢　建澤瀉三錢

去方通草錢半　瓜蔞仁六錢

又方　　八月十二日

腰痛已止表熱忽盛忽衰舌苔前半已化後半尚覺微厚脉滑數脇氣數日未通刻得矢氣其臭異常宿(垢)蘊結甚多濕邪蔽阻清陽三焦俱不泰(通)矣

枳實導滯丸四錢　焦米仁四錢　六一散(包)　建澤瀉三錢　竹二青三錢
大杏仁三錢　象貝母三錢　炒淡芩三錢　佩蘭叶三錢　綠連翹三錢
白蔻仁七分　川鬱金一錢　木猪苓三錢　佛手柑三錢　黑山梔三錢

又方　　鮮蘆根一兩

表熱漸淡脇中痞悶亦減舌苔前半化薄後半尚微臭屁頗作脉象滑沃宿垢未下蘊結大腸須得

通達之後熱勢方能撤清其病自可逐漸向愈也尚祈
靜以待之幸勿躁忽
枳實導滯丸 生白蔻仁七分 萊卜子三錢 木豬苓三錢 廣陳皮錢
六一散包 象貝母三錢 炙雞金三錢 廣鬱金錢
大杏仁四錢 炒茯苓三錢 建澤瀉三錢 佛手花錢
又方　八月十四日
今晨得大便初下結糞後下溏薄繼而續有臭屁
足證宿垢尚未全下口吐賊沫舌苔色如紫醬諒
係胃濁逗留腑氣未達表熱退而不淨職是故也
川捲朴八分 薏米仁生 六一散包 廣陳皮錢

又方　　八月十六日　樊清源　艾步蟾　十九　診

寒熱類瘧已經兩旬納閟氣逆噯噫不寧咯痰粘稠神煩寐不寧舌灰黄糙垢口乾渴喜甜味生冷胃熱日晡為甚顯係陽明温熱蘊蒸脈來弦滑數大便下溏踣不暢小溲赤少中氣素薄肝肺氣大鬱勃不舒姑擬宣洩清化

鮮金斛五錢　淡黄芩錢半　象貝母三錢　括蔞根四錢　赤苓四錢

上川連三分　黑山梔三錢　薑半夏三錢　枳殻錢半　燈心卅寸

香青蒿三錢　旋覆花錢半　連喬三錢　真鬱金五分　地骨皮三錢

又方　　八月十七日

舌苔黃垢較化熱勢似覺略淡胸膺氣机稍覺順利惟夜寐尚不安寤時欲泛吐痰沫脈弦弱略平右部濡滑不暢小溲色赤尻骨作痠大便不行濕熱蘊蒸不易化解仍宜宣滌理氣

上川連五分 法半夏三錢 枳殼一錢五分 川通草七分 硃滑石四錢（風化硝炒合打） 香青蒿三錢 寄貝母三錢 焦六紬四錢 廣橘紅一錢 全瓜蔞四錢 旋伏花三錢 真鬱金一錢 黑山梔一錢五分 硃茯神四錢

又方　八月十八日

項間北窗高臥寐中着涼且受驚恐旋即啟冷形寒刻已發熱脈弦數舌絳苔灰黃口乾神煩懊憹

大便秘結不通泛吐沫痰漸稀中氣素虧濕熱痰
滞留戀陽明肝胃不調再易反復淹纏必須掃淨
煩慮醫藥方能有效

上川連七分　冬桑葉三錢　真鬱金一錢　焦六曲四錢　旋覆花錢半
嫩蘇葉一錢　川貝母三錢　枳殼片錢半　全瓜蔞（風化硝七分拌）錢半　白杏仁三錢
香青蒿三錢　法半夏錢半　海南子錢半　硃茯神四錢

又方　八月十九日　馬叔眉診

熱勢裡熾腑滞未通腸胃濕熱蒸蒸左脈弦洪右
手滑數病逾兩旬陰氣大傷肝木浮旺腎水不涵
再拟清泄和降以杜反复

小川連五分　江枳殼一錢　煅石决明　硃茯神四錢　天花粉三錢
薑半夏三錢　新會皮一錢　淡玄參三錢　塊滑石四錢　枳實導滯丸四錢
青竹茹三錢　黑山梔三錢　肥知母三錢　大白芍一錢

又方　　　八月二十日

昨藥後大便暢通今午由寒而熱、、如復瘧泛吐粘
痰胸悶氣升心煩如躁舌苔灰黃白膩垢跡右手
脈大左弦濡該病逾二旬暑濕痰滯久未化解陰
氣日損肝木益旺喘厥風波易如反掌

小川連五分　青竹茹三錢　枳殼一錢　塊滑石四錢　硃茯神四錢
淡芩一錢　廣橘皮一錢　白杏仁三錢　肥知母三錢　硃灯心五分

姜半夏二錢　象貝母三錢　真鬱金一錢　煅瓦楞一兩　鮮芦根一兩

時人衣裝　卷一

又方　　　　八月二十一日

昨宵屢次便通尚覺溏結脘旁流舌苔糙灰白厚乾
賦無味胃氣不蘇胸悶脘痞腹痛時作脈濡滑左
手沃濇病將及月邪滯究未化楚陰氣日損肝木
益旺反復喘厥易如反掌

姜川連五分　姜半夏二錢　肥知母三錢　塊滑石四錢　鮮芦根一兩
淡芩炭一錢　象貝母三錢　煨草果七分　銀花炭三錢
炒赤芍一錢　新會皮一錢　廣鬱金一錢　硃茯神三錢
小青皮一錢　姜竹茹二錢　白蔻仁五分　硃灯心三分

又方　八月廿二日

間瘧今日應作神情尚安胸脘未舒穀飲難進胃氣不蘇舌糙白厚膩不引飲脉滑數左弦便下溏垢不暢病經屡轉屡變邪滞究未化解再以疏中和化以冀逐漸向安勿生変端乃幸

小川連八分　煨草果八分　姜竹茹三錢　廣陳皮錢　煨姜八分

炒淡芩錢　姜半夏三錢　枳殻錢半　萊卜子三錢　小紅棗三个

肥知母三錢　象貝母三錢　川鬱金錢　焦六曲四錢　銀花炭三錢

鮮蘆根一兩

又方　八月廿三日

熱勢今日未作，左脇下結有瘧母，口舌生疳，苔白黃質絳，脉左弦大右滑數，便下溏垢不暢，病經屡轉屡遷，邪滯未楚，陰氣日虧，急擬清降截瘧，佐以益陰

生鱉甲七錢　粉丹皮二錢　西赤芍二錢（川連三分拌炒）　黃甘菊二錢　硃赤苓三錢
肥知母三錢　硃連翹三錢　鮮竹茹三錢　黑山梔三錢　硃灯心三分
青蒿子三錢　金銀花三錢　淡芩炭二錢　益元散四錢　鮮芦根一兩

又方　八月廿四日

瘧勢仰西藥注射而得停，無如胸脘未舒，神倦不寐，胃納不蘇，氣机不利，瘧母攻撑，舌糙白，中心光

剥痞腐尚多脉濡弦便未續行溲赤較淡病將匝月屢經變遷而邪（滓）尚未邪（訛）解棘手之至也

生鱉甲四錢　茯苓炭二錢　建澤瀉三錢　煅石決四錢

青蒿子三錢　天花粉三錢　硃茯神四錢　紫貝齒四錢

肥知母三錢　銀花炭三錢　炒丹皮二錢　白茅根四錢

生白芍錢半　甘中黃一錢　硃連喬三錢　硃灯心五分

又方　八月二十五日　顧允若診

瘧勢業已退淨瘧母停結脅下有時氣逆攻衝為嗽有聲舌斯絳而起痞小溲初出痠澀脈來滑數脾積不清熱遺小腸久病津氣不足肝胃不和也

旋覆花錢半　廣橘絡一錢　淡竹葉錢　生白芍錢
代赭石五錢　益元散三錢　扁豆衣錢　野薔薇花瓣錢
竹瀝半夏錢　肥知母一錢　真川貝錢　鮮荷葉一角

又方　　八月廿八日　李疇入診

類瘧轉連熱連熱轉瘧疾病已一月痰濕伏邪未達而氣陰兩傷口苦甜淡舌淡薄白且多膩痰咯吐不爽胃呆异常杳不思納脉象細弦帶数右部更爽指尖易清小溲赤少刺痛大便乾解解後氣不接續脚背浮腫脾腎兩傷濕熱留戀標急者先治

白术皮三钱　法半夏三钱　旋覆花三钱　新會皮一钱　金鈴子三钱

江枳壳钱半　象貝母三钱　煅瓦楞一两　香穀芽五钱　車前子四钱

白茯苓三钱　姜竹茹三钱　枸橘李三钱　金匱鱉甲煎丸四钱

又方　八月廿九日

健脾和胃之後，胃納較佳，脇部較寬，小溲稍長，大便自通，脉象較調，舌苔見化，口味稍清，種種症象，皆見佳兆，擬守成法加減，冀其逐步鬆動，乃可轉入康莊。

白术皮三钱　白茯苓三钱　新會皮一钱　姜竹茹钱半　車前子三钱

江枳壳钱半　旋伏花钱半　香穀芽五钱　九香虫一钱　扁豆衣钱半

法半夏三钱 煅瓦楞子 象貝母三钱 冬瓜皮三钱 金匱鱉甲煎丸四钱

又方 八月廿日

大便昨今未行 胸脘不舒 舌白畧化 口味仍甜膩
脉濡弦 昨夜少寐 痞母已散 脾胃薄弱 肝木反旺
拟以疏肝健脾 茯苓神(辰拌)各三钱
土炒白术二钱 北秫米三钱 青陳皮各钱 料豆衣三钱 砂仁末五分
麸炒枳殼(生炒)一钱 旋覆花二钱 川楝子二钱 九香蟲一钱 雞内金(拌炙)二钱
製半夏二钱 煅瓦楞子 扁豆衣二钱 方通草一钱 煅龍齒子

又方 八月三十一日

大便又通 脘腹較舒 舌苔已見化動 胃納漸佳 脈

象濡耎夜寐頗安病象漸見佳兆但脾弱肝旺濕
勢未淨擬再健脾疎肝分化濕熱
土炒白术三錢 北秫米三錢 帶皮苓三錢 煅瓦楞四錢 雞內金三錢 砂仁末三分拌炙
麩炒枳殼錢半 料豆衣三錢 扁豆衣錢半 金鈴子三錢 方通草一錢
製半夏錢半 新會皮一錢 旋伏花錢半 煅龍齒四錢 象貝母三錢

又方　　九月一日

大便連通乾解胸腹較舒胃納較旺脈象和緩浮
苔已化新佈灰黄薄苔小溲較利病象日見佳兆
餘邪未楚脾尚不健擬以健脾清理
潔白术三錢 北秫米三錢 新會皮一錢 煅瓦楞四錢 生龍齒四錢

雲茯苓三錢 料豆衣二錢 象貝母三錢 旋伏花二錢 冬瓜皮三錢
製半夏二錢 扁豆衣一錢 煅瓦楞子三錢 雞內金三錢 夜交藤三錢

又方　九月三日

大便日通，乾解，臍下有時作痛，舌苔見化，根尚不淨，脈象和緩，胃納漸旺，寐後餘熱上升，舌尖覺痛。病象迭步鬆動，餘邪未楚，脾運未健，仍當从心

漂白朮一錢 扁豆衣二錢 大腹皮三錢 香谷芽三錢 生龍齒四錢
雲茯苓三錢 雞內金三錢 烏藥片二錢 夜交藤三錢 煅瓦楞四錢
料豆衣二錢 陳香元二錢 青陳皮各一錢 合歡皮三錢

又方　九月六日

昨夜起床着凉，當即形寒發熱，胸部不寬，大便溏薄，舌苔薄白，脉象小數，元虚易感新邪，擬先疏解

葉蘇梗三錢　白蒺藜三錢　帶皮苓三錢　焦六曲三錢　方通草一錢

紋秦艽錢半　白术（合研）皮三錢　青陳皮錢半　大腹絨三錢　炒桑枝四錢

黄防風錢半　江枳殼錢半　炙鷄金三錢　烏藥片錢半

又方　　九月七日

疏解之後，身熱得退，諸恙見鬆，舌苔淨化，脉來濡緩，大便昨通，腹部舒服，擬健運理胃為善後之計

漂白术三錢　稨豆衣錢半　鷄内金三錢　合欢皮錢半　東瓜皮三錢

雲茯苓三錢　新會皮一錢　大腹皮三錢　方通草一錢　絲瓜絡錢半

料豆衣錢　香谷芽三錢　炒山查三錢　炒桑枝四錢

又方　九月廿日

着涼停滯形寒發熱頭脹胸痞舌苔花白脉象弦數上吐下瀉表裏同病病後之體未可泛視亟宜踈運

老蘇梗錢　青陳皮三錢　枳殼片錢　焦不白三錢　長鬚谷芽四錢

廣藿梗三錢　旋伏花錢　廣鬱金錢　帶皮苓三錢

製半夏錢　絲瓜絡錢　炙雞金三錢　大腹皮三錢

又方　九月廿一日

身熱已退大便先溏後瀉今行一次舌苔淨化脉

来細軟腹部覺膨小溲尚少脾胃不健拟專健運
白术皮三錢扁豆衣三錢大腹皮三錢九香皮二錢保和丸四錢
江枳殼三錢新会皮二錢冬瓜皮三錢車前子三錢
帶皮苓四錢香谷芽三錢炒桑枝四錢方通草二錢

又方　　　九月二十二日

健運之後胃納漸旺舌苔淨化脉来和緩腹膨較
鬆病後元氣之體務必小心調養
白术皮三錢稨豆衣三錢冬瓜皮三錢西赤芍三錢保和丸四錢
江枳殼三錢新會皮二錢料豆衣三錢炒桑枝四錢
帶皮苓四錢香谷芽四錢明乳没三錢絲瓜絡三錢

疇人方案　卷二　十二

朱錦勝　石將軍弄　八月十五日　熱 1015

身熱既退今又復病三日朝來痰重頭昏胸悶舌白口膩易嘔大便𫄽薄腹時鳴响脈象濡數小溲不多濕熱內阻又客風邪防其變重擬以疏散

藿蘇梗三錢　黄防風錢半　白蔻仁四分　車前子四錢　焦六曲四錢

廣藿梗二錢　蒼朮炭錢半　黑山梔三錢　炙雞金三錢　辰灯心才

紋秦艽錢半　香連丸錢半　赤豬苓各三錢　炒山查三錢

又方　八月十六日　熱 982

身熱得汗而退舌化邊尖中根仍白大便暫止腹尚不舒脈來已緩病雖見鬆邪未盡達擬再疏通

蒼术炭 陳卜甲 香谷芽 車前子 陳佩蘭
香連丸 焦六粬 炒山查 方通草
炒防風 青陳皮 猪赤苓 絲瓜絡

又方　　　　八月十七日

身熱雖退，胸脘仍痞，胃呆噫心，舌苔白膩，脉象濡
數，大便曾溏，今閉，濕食未化，擬以疏化
製川朴 青陳皮 陳香櫞 真鬱金 猪赤苓
佐金丸 砂仁末 香谷芽 方通草 車前子
姜半夏 鷄內金 枳壳 佛手柑 沉香粬

又方　　　　八月廿四日

病後失調餘邪不清偶然冒風復又身熱今交週時舌白嘿心腹鳴便溏胸悶脈數一月之內病已三次如是反復恐其本元不支以致昏變莫怪醫藥無效擬以疎化

炒枳實一錢 白夕利三錢 姜半夏三錢 砂仁末四分 葉蘇梗三錢
炒香豉三錢 蒼朮炭一錢 青陳皮三錢 雞內金三錢（焙炙） 車前子四錢
黑山梔三錢 左金丸一錢 焦六曲三錢 炒山查三錢

又方 八月廿五日

三次復病今交三日汗出身熱略淡舌苔白黃口乾引噫脈象小數大便通而不多病勢略見鬆動

尚未分解仍恐变端拟再疎化

藿蘇梗钱半 佐金丸五分 鷄内金三钱 川通草一钱 香穀芽四钱

淡豆豉三钱 宋半夏三钱 陳香櫞钱半 金作麦四钱 佛手柑钱半

黑山梔三钱 青陳皮五分 枳殻[illegible]钱半 硃灯心五分

又方 八月廿六日

汗出便通身熱不解大非佳兆舌白帶黄唇燥易

嘔咳寐沃數病後三次今交四日恐其昏陷未可

勿略再拟疎化

杜蘇子钱半 廣陳皮五分 石決明一两 方通草五分 陳佩蘭三钱

佐金丸五分 白茯苓钱半 紫貝齒一两 硃灯心五分 絲瓜絡钱半

疇人方案 卷一 十九

姜半夏三錢　姜竹茹三錢　枳殼錢半　佛手柑錢　玉樞丹末二分

又方　　八月廿七日

復病已三次，身熱交五日，胸悶舌黃唇燥，大便今閉，小溲不多，脉象沃數，邪不外達，內陷變端十分可憂，姑再擬方

炒香豉三錢　廣藿香三錢　冬桑葉三錢　象貝母三錢　苦桔梗錢
黑山梔三錢　廣陳皮錢　老紫菀錢半　方通草錢　辰灯心錢
葉蘇梗錢半　姜竹茹三錢　枳殼錢半　真鬱金錢

又方　　八月廿八日

藥後汗出，身熱略淡，交午又盛，舌苔灰黃，口乾易

咳胸悶脉數溲多便閉病復三次今交八日昏變之險十分可憂姑再擬方

冬桑葉三錢　黑山梔三錢　廣陳皮一錢　硃灯心五分　全瓜蔞四錢
生紫菀錢半　真川連四分　竹二青錢半　肥知母三錢　風化硝五分（合研）
炒香豉三錢　石決明一兩　方通草五分　枳實導滯丸三錢

又方　　八月廿九日

胸悶尋常白痦見於頸項舌苔黃糙唇燥脉象洪數大便不通小溲尚利少腹拒按復病三次病交七日最防昏變十分可憂

鮮金斛一兩　牛蒡子三錢　石決明一兩　硃灯心五分　麻仁丸四錢

疇人方案　廿

炒香豉三錢　生紫菀五分　象貝母二錢　兩頭尖三錢

黑山梔二錢　真川連七分　方通草五分　車前子三錢

又方　九月初一日

昨夜煩躁異常，今診白瘖心胸皆見，見而尚不甚

多，舌苔黃膩，唇燥口乾，脉象小數，大便不通，少腹

拒按，小溲不爽，病象略見小數，尚不可恃

鮮金斛（全打）四錢　牛蒡子三錢　象貝母三錢　車前子四錢　硃灯心五分

淡豆豉四錢　冬桑葉三錢　大杏仁三錢　小木通五分　麻仁丸四錢

黑山梔三錢　生紫菀五分　兩頭尖三錢　方通草五分

又方　九月初二日

白痞日多胸悶日減身熱亦淡少腹痛止小溲略
利舌苔仍垢大便不通脉象略緩病象略見轉机
邪未盡達仍宜小心否防痞隱变端拟再清達

鮮金斛三錢　苦桔梗一錢　大杏仁三錢　冬桑叶三錢　麻仁丸四錢
牛蒡子三錢　錢半　生紫苑一錢半　車前子三錢　江枳實三錢　硃灯心一錢
薄荷錢　尖三錢　象貝母三錢　方通草一錢　花檳榔三錢

又方　　九月初三日

白痞日多胸悶身熱逐漸減退舌苔灰黃大便不
通脉象小數口乾引飲病象雖見轉机餘邪未清
仍宜小心風食否防復变拟再清通

鮮金斛三錢　鮮生地　丹皮　大杏仁三錢　香谷芽四錢　方通草一錢
牛蒡子三錢　薄荷尖八分　象貝母三錢　枳實導滯丸四錢
冬桑葉三錢　生紫菀一錢　青陳皮一錢　朱灯心一錢

又方　九月初四日

大便旹通溏黑不多，舌灰積化黃膩不退，口乾引
喂，胸悶身熱不已，眺夢譫語數。經云：諸氣憤鬱，皆屬
于肺。擬再宣肺。

冬桑葉三錢　象貝母三錢　新會皮一錢　枳殼一錢　牛蒡子三錢
薄荷尖八分　生紫菀一錢　香谷芽四錢　真鬱金一錢　小前胡一錢
苦杏仁三錢　真川連七分　方通草一錢　朱灯心一錢

又方　　　　九月初五日

宣肺之下白瘖又顯且多胸悶不淨有時心嘈舌苔黄厚脉象小數大便通而又閉復病雖見鬆動務必格外小心擬以原法加減

冬桑葉三錢　真川連七分　象貝母三錢　真鬱金錢　茯苓神各錢

牛蒡子三錢　新會皮錢　大杏仁三錢　方通草錢　潤腸丸三錢

生紫菀錢　香谷芽三錢　枳殼[illegible]錢　殊灯心錢

又方　　　　九月初六日

白瘖頗多胸悶不淨身熱不清舌苔糙白帶黃胃呆便閉脉象仍帶數竟復病略見鬆動濕熱兌積

疇人方案　卷二　　　　廿二

肺胃秋再仿蒼术白虎湯法　凉膈散加

製蒼术五分　香青蒿三钱　茯苓神各三钱　硃灯心一钱　大杏仁三钱

生石膏五钱　廣陳皮一钱　料豆衣三钱　大竹葉卅　紫貝齒两

冬桑葉三钱　香谷芽三钱　方通草一钱　象貝母三钱　石決明两

又方　九月初七日

昨投蒼术白虎湯之後大便又通乾結頗暢胸腹皆舒而即食粥胸痞又作身熱既淨又来章而未高舌苔如昨脉来濡小秋以成法参以消化

製蒼术六分　香青蒿三钱　焦谷芽三钱　石決明两　凉膈散三钱

生石羔七分　青陳皮一钱　鸡内金三钱　炒枳實一钱　方通草一钱

冬桑葉三錢　萊菔子三錢　紫貝齒四錢　茯苓神各三錢

又方　　　　九月初八日

大便又通，舌苔仍厚，色轉黃糙，脈象沉小，咽下不舒，胃納不舒，痛象雖見鬆動，餘邪不清，擬以清理。

川石斛四錢　佛手柑錢半　石決明四錢　硃灯心一扎　淡竹叶錢半

新會皮一錢　製香附錢半　紫貝齒四錢　茯苓神各三錢

焦穀芽四錢　上川連三分　方通草一錢　路路通三個

又方　　　　九月初九日

胸悶氣升略平，舌苔糙黃，脈象濡小，胃納不佳，盜汗時有，頭眩時作，胃氣不復，亦屬可憂，擬以養胃

川石斛四 佛手黄一钱 石决明五 滑石块四 淡竹叶三
新会皮二 旋伏花三 紫貝齒五 茯苓神各三 生龍齒五
香谷芽三 代赭石五 方通草一 浮小麦三 鲜芦根五

又方　　九月初十日

穀胃卒氣之下脘痞氣升已鬆舌苔不清脈象濡
小大便不通又是多日病雖轉机餘邪未淨极以
清化

川石斛四 佛手黄二 茯苓神各三 石决明五 大竹葉卅張
新会皮二 旋覆花三 料豆衣三 紫貝齒五 鲜芦根五
香谷芽三 代赭石五 方通草一 生龍齒五 辰灯心二

又方　　　　九月十一日

舌前半已化根中仍黄胸间已鬆大便不行脉象濡小胃纳不佳病象日见鬆动尚未盡達加以復病〻久之体務必格外小心拟再清化

川石斛四錢　旋伏花三錢　料豆衣三錢　鸡内金三錢

香穀芽四錢　代赭石三錢　佛手片五分　鲜芦根一两

新会皮四錢　茯苓神各三錢　通草五分

又方　　　　九月十二日

舌苔日见化薄胸腹皆觉鬆动大便不行胃纳尚可不甚佳夜寐尚不甚安脉象濡小拟以清化

疇人方案　卷二

川石斛四錢 青陳皮三錢 料豆衣三錢 石決明兩 鮮芦根兩
法半夏三錢 茯苓神三錢 佛手柑三錢 紫貝齒兩 大竹葉茹
北秫米三錢 夜交藤三錢 方通草分 枳殼片錢半 括蔞皮三錢

又方　　九月十三日

胸脘已鬆 胃納略佳 舌苔化薄 脉來濡緩 大便不
行 病後之體 務必小心 一切擬以清理
川石斛四錢 青陳皮三錢 茯苓神各三錢 川通草分 括蔞皮三錢
香青蒿三錢 法半夏三錢 夜交藤三錢 石決明兩 柏子仁三錢
牡丹皮錢半 北秫米三錢 枳殼片錢半 黑山梔三錢 鮮芦根兩

又方　　九月十四日

胃納日佳舌苔日化大便不行脈象緩軟小溲赤
多惟口碎舌絳餘熱不淨擬以清理
川石斛四錢 黑山梔三錢 青陳皮各三錢 柏子仁三錢 鮮芦根一兩
香青蒿三錢 法半夏二錢 茯苓神一兩 大杏仁三錢 大竹葉卅片
牡丹皮二錢 北秫米三錢 枳殼片二錢 括蔞仁四錢 辰燈心扎

錢世兄　侍其巷　八月廿一日　熱104度
身熱盛衰舌光質絳口乾少津耳鳴火升脈象弦
數大便昨今未行每易糊語伏邪內蒸今交十一
日陰分已傷邪熱未達最恐轉虛昏陷正在兩候
關頭宜格外小心擬存陰清透

第一方案　叁一　廿三

鮮藿斛三錢 鮮生地四錢 大杏仁三錢 紫貝齒四錢 神犀丹一粒
牛蒡子（全打）三錢 薄荷（全打）一錢 象貝母三錢 石決明四錢 淡元參三錢
冬桑葉二錢 紫菀茸二錢 竺黃片二錢 硃灯心乙

又方　　八月廿二日　熱一〇二度四

昨藥之藥（後）夜寐頗安 身熱和平 今于日晡耳鳴火升 又熱 舌光質絳 脈左弦數右細大 便三日未行 今見白痦 伏邪今交十二日 陰傷熱戀 冀即轉机 乃幸 擬以成法加減

鮮霍斛四錢 玉泉散四錢（帶心辰拌） 紫菀茸二錢 竺黃片二錢 神犀丹一粒
牛蒡子（全打）四錢 淡玄參三錢 大杏仁三錢 硃燈心三扎 方通草一錢

鮮生地ㄢ生龍齒ㄢ石决明ㄢ象貝母主

又方　　八月廿三日　　热 102

大便暢通溏結頗多舌絳色淡口乾畧減脈象弦

數身熱日晡則來黎明淨淡白瘖如昨伏邪內戀

陽明擬再清解

鮮霍斛ㄢ大竹葉ㄢ石决明ㄢ川通草ㄢ黑山梔主

鮮生地ㄢ炒知母主紫貝齒ㄢ象貝母主辰翹心主

玉泉散ㄢ淡元參主硃燈心ㄢ大杏仁主

又方　　八月廿四日

午後先寒後熱熱勢尚緩舌絳苔黃口乾較減大

便又通，腹尚不舒，脉未柔弦，餘邪留戀少陽陽明，
擬再清解。

鮮霍斛三錢　淡黄芩錢半　青陳皮各錢　硃灯心扎　紫貝齒四錢
香青蒿三錢　宋半夏錢半　大杏仁三錢　竹捲心三錢　硃茯神四錢
紋秦艽錢半　象貝母三錢　川通草一錢　淡玄參三錢

又方　八月廿五日

清解之後，汗出遍體，身熱皆退，退而不淨，大便通
而又閉，少腹尚覺不舒，舌苔淡紅，脉象略緩，餘邪
未楚，再須清理。

鮮霍斛三錢　淡玄參三錢　炒知母三錢　紫貝齒四錢　枳殼尾錢半

香青蒿三錢 小青皮錢半 炒丹皮錢半 秣灯心二丈 萊卜子三錢

淡黄芩錢半（合炒） 大杏仁三錢 石決明八錢 方通草七分

又方　　九月初三日　熱103.

食复身熱又壯大便二日未行舌苔根黄脉未静

數小溲尚利本元未复又停新食亟宜疏通否府

復病不支

枳實錢半 白夕利三錢 青陳皮三錢 方通草一錢 保和丸四錢

炒香豉三錢 鷄内金三錢 萊卜子三錢 秣灯心二丈

黑山梔三錢 南查炭三錢 車前子三錢 全瓜蔞四錢

又方　　九月初四日　熱103.

疇人方案　卷一　廿七

男十三歲　初二

大便今通乾解尚多腹尚不舒舌苔見化中仍色絳脈象弦數身熱不解小溲赤少復病今交三日冀即解散乃幸否防變重　十二

小前胡錢半　白蒺藜三錢　枳殼錢半　紫貝齒三錢　淡竹葉錢半
炒豆豉三錢　雞內金三錢　蘿菔子三錢　車前子三錢
黑山梔三錢　炒山查三錢　石決明一兩　硃燈心一扎

又方　　九月初六日　熱102

大便日通身熱略退舌絳尖刺口乾少津脈來仍數小溲不多復病今又五日元虛熱重亟宜疏解否恐成候變重

鮮金斛 各〣 川連 〤 小青皮 七 川通草 〤 益元散 包
炒香豉 三 石决明 〥 枳殼 〡〤 淡玄參 三 車前子 三
黑山梔 三 紫貝齒 〥 硃灯心 七 竹捲心 三

又方　　九月初捌日　熱一〇二度二

大便今日欲解不行 臍下拒按 舌苔淨化 質絳津
少 脉來仍數 大便（小溲）不多 今見白㾦 又佈一二 前病
未清 食葷即復 今交七日 以存陰清化

鮮霍斛 廿 牛蒡子 三 苦杏仁 三 川通草 〤 石决明 〥
淡玄參 三 玉泉散 〥 象貝母 三 車前子 三 紫貝齒 〥
冬桑葉 三 大竹葉 卅片 硃灯心 七 黑山梔 三

疇人方案 卷一　廿八

又方　九月初九日　熱106

復病今交八日身熱午盛身熱口乾大便昨今未
下脈來仍數小溲赤少白瘖見而不多熱戀陽明
擬再清解

鮮霍斛　玉泉散　石决明　西赤芍　杜貫仲
淡元參　香青蒿　紫貝齒　車前子　蘿菔子
鮮生地　杜丹皮　硃灯心　小青皮

又方　九月十一日　杜九九、

大便昨通頗暢腹痛已止舌苔淨化質絳色淡脈
來數濡小溲赤少白瘖見回身熱交午已淡餘邪

留恋陽明拟再清解

鮮霍斛一两　玉泉散四钱　西赤芍三钱　淡竹葉二钱　新會皮钱半

淡元参三钱　香青蒿三钱　石决明四钱　方通草钱半　料豆衣二钱

細生地四钱　牡丹皮二钱　車前子三钱　硃灯心钱半

又方　九月十四日

大便今通頗多舌苔淨化身熱如潮蜕來小數次

痛又作肝火上升陽明熱恋拟再標本兼顧

西洋参五分　細生地四钱　香青蒿三钱　紫貝齒四钱　穞豆衣二钱

鮮霍斛一两　玉泉散四钱　牡丹皮二钱　川通草钱半　稻根鬚二钱

淡玄参三钱（淡秋石五分拌炒）　大竹葉卅片　石决明四钱　硃灯心钱半　黑山梔三钱

壽一方案　卷二　廿九

又方　　九月十八日

潮熱已平，大便數日一行，舌光少苔，脈象略調，胃納漸佳，小溲較多，面浮頸核，陽明之熱漸化，少陰之津未復，擬再養陰清化。

西洋參七分　細生地四錢　象貝母三錢　紫貝齒四錢　帶皮苓三錢

真楓斛五錢　香青蒿三錢　海浮石四錢　穭根鬚錢半　懷山藥錢半

（杜石斛另煎）淡玄參三錢　牡丹皮錢半　石決明一兩　料豆衣錢半　益元散錢半

王　和甫　　金太史塲　　九月十七日

身熱交晚則盛，已經匝月，舌苔黃膩，胃呆脘痞，食不易化，渴不欲飲，大便昨今吉通，乾結不多，小溲

黄县脉象濡数，湿热内蘊少陽陽明，拟以疏解

製川朴三分 象貝母二錢 煨草果一錢 小青皮一錢 硃茯神四錢

真川連七分（令） 香青蒿二錢 炒知母二錢 猪赤苓各三錢 車前子三錢

法半夏二錢 淡黄芩一錢 海南子一錢 建澤瀉二錢 硃灯心五

又方　　九月十八日　　熱九九·三

湿熱蘊蒸少陽，陽明已經月多，舌苔白膩帶黄，脉象濡数，右大於左，大便今又告通，小溲仍少，脘胸痞悶，畧（鬆）耳高之體，久延恐傷脾胃，以致淹纏，拟再分化湿熱

萊卜子三錢 製半夏三錢（草果五分）

製川朴三分 香青蒿三錢 青陳皮三錢 車前子三錢 肥知母一錢

真川連七分　淡黃芩錢　海南子錢　川通草八分　珍珠母五錢

香青蒿　象貝母三錢　豬赤苓各三錢　枳殼片錢　大杏仁三錢

又方　九月二十日　熱九九、

清熱理濕之後，身熱漸衰，脘悶漸鬆，舌苔亦見化薄，大便日通，脈象較緩，惟臥則欬嗆，自覺胸中氣升，擬成法之中參入順氣化痰。

製川朴一錢五分　全伏苓錢　炒白前三錢　香谷芽三錢　豬赤苓各三錢

真川連七分　法半夏錢　生蛤殼五錢　括蔞皮三錢　川通草八分

寄蘇子三錢　象貝母三錢　青陳皮各錢　大杏仁三錢　沉香麯三錢

清氣化痰丸四錢

又方　九月廿二日

熱度漸平欬嗽不已舌苔化薄根仍常黄大便今通腹部已鬆脉象略緩濕熱化而不淨肺氣不順擬以清降

長鬚穀芽三錢　砂仁末二分拌入

小前胡錢半　全伏花錢半　青陳皮各錢　方通草錢　冬瓜皮子各三錢

炒白前錢半　製半夏錢半　生蛤殼丹　雞內金三錢　香青蒿三錢

家蘇子三錢　象貝母三錢　豬赤苓各三錢　香櫞皮錢半　淡黄芩錢半

又方　九月廿四日

清降之後欬嗽已鬆暮熱不淨舌化前半根仍常黄胃納不旺脉來較緩尚帶弦數之意大便間日

嗇人方案　卷一　四七

一行種種症象有減無增冀其胃氣來復乃可漸
入康莊
製蒼术一錢　青蒿三錢　新會皮一錢　陳香櫞二錢　家蘇子三錢
黑山梔三錢　淡黃芩（合炒）二錢　香穀芽三錢　方通草一錢　炒白前二錢
製半夏二錢　白茯苓三錢　雞內金（砂仁末三分拌炒）三錢　象貝母三錢　東瓜皮子各三錢

又方　九月廿六日
舌根仍常白膩胃納不多大便軋解脈象弦數不
靜內熱不清欬嗽略稀年高病久胃氣冀其恢復
乃幸和再健脾以勝濕和胃以化熱
白术皮三錢　青陳皮各三錢　雞內金三錢　炒白前二錢　長鬚谷芽（砂仁三分拌炒）四錢

江枳殼钱 製半夏钱 陳香櫞钱 香青蒿三钱 小資生丸三钱
米皮苓三钱 北秫米三钱 象貝母三钱 牡丹皮钱 方通草钱

又方　　九月廿九日

欬嗽已鬆舌苔日見化動胃納不多運化不速脉
象和鞕大便乾解夜仍覺热〻势尚微病後脾胃
不健秋再健脾和運

白术皮三钱　鸡内金三钱　製半夏钱　小資生丸四钱
江枳殼钱　大腹皮三钱　象貝母三钱　茯苓神各三钱
春砂仁四分　陳香櫞钱　香青蒿三钱　益智仁三分
香谷芽四钱　東瓜皮三钱　炒丹皮钱　方通草钱

又方　　十月初三日

胃納漸〻加多大便日通軌解舌苔化薄脘腹亦舒脉象和緩比較常人常数欬嗽内热感减而不净種〻症象脾胃有來復之兆乃可漸入康莊擬以成法加减

漂白术三錢　陽砂仁四分　青陳皮各一錢　小資生丸四錢
江枳殼錢半　大杏仁三錢　香谷芽四錢　炒黃山藥錢半
雞内金三錢　益智仁四分　香青蒿三錢　雲茯苓神各三錢
陳香櫞錢半　柏子仁三錢　牡丹皮錢半

又方　　十月初七日

天時略冷胃納略呆舌苔稍厚大便今通脈象濡
爽脾陽裏弱不敵外來之寒擬再注重健脾佐以
和胃

漂白朮三錢 懷山藥三錢 廣陳皮一錢 北秫米三錢 小資生丸四錢
江枳殼（合烏）二錢 雞內金（砂仁三分拌打）三錢 香谷芽三錢 方通草一錢 川桂枝五分
茯苓神各三錢 陳香櫞二錢 法半夏二錢 料豆衣三錢

又方　　十月初十日

溫運脾土舌苔見化胃納略佳脈象和爽大便常
行時在冬令脾陽不振擬再溫中

官桂片五分 茯苓神各三錢 香谷芽四錢 香櫞皮二錢 太子參二錢

壽一方長　長三一　四十五

潔白朮四錢 淮山藥三錢 料豆衣三錢 香腹皮三錢 川石斛四錢
江枳殼（炒）錢 青陳皮各錢 雞內金（砂仁末炒拌炙）三錢 小資生丸四錢

又方　　十月十三日

溫運脾胃運化消食舌苔薄白帶黃脈象和爽大便痔發有血擬再健脾暫去溫藥

太子參三錢 潔白朮三錢 淮山藥三錢 雞內金（砂仁末拌炒）三錢 青陳皮各錢
川石斛四錢 江枳殼錢 山萸肉錢 香櫞皮錢 大腹絨錢
料豆衣三錢 懷山藥三錢 茯苓神各三錢 炒銀花錢 小資生丸四錢

又方　　十月十八日

因精勞力而形寒身熱得汗而退今則臂肩痠楚之

舌又黄白轉厚運化遲鈍脉象尚調大便今通擬
轉和絡疏運
香獨活一錢 宣木瓜二錢 白术皮三錢 砂末殼八分 香谷芽四錢
西赤芍炒二錢 當歸鬚二錢 江枳實二錢 鷄肉金拌炙三錢 炒山查三錢
紋秦艽一錢 絲瓜絡二錢 青陳皮各一錢 大腹皮三錢 焦六粬三錢

疇人方案卷一終

疇人方案卷二

疇人方案卷二

门人毛燮元繕

目錄

沈子琴　住古市巷　五月廿壹日　嚴蓀荃診

欬嗆痰指咯痰稠粘氣失降肅短促吃力嗜卧神倦脈象濡耎兼滑舌苔黃膩小溲不多痰阻内濕適值年衰不正忽寒忽熱皆非虛體所能勝任也擬順氣化痰兼清濕熱爲治　廣橘絡錢半

炙兜鈴八分　象貝母三錢　東瓜子四錢　桑皮參四　炒牛蒡錢

炙蘇子錢　薏苡仁四　炒淡芩錢　廣橘紅錢　枇杷葉四

光杏仁三　製半夏錢　小前胡錢　炒竹茹錢　生蛤殼八

二診　五月廿七日

欬嗆氣急漸平惟寐中汗出涔涔筋惕驚寤諒以

陰氣暗傷之故診得脉象耎弦滑惟來去不勻此
係脉絡血栓不堅之候擬遵前意立方
紫丹參二錢　光杏仁三錢　江枳殼錢半　生蛤殼四錢
茯苓神各三錢　川貝母二錢　京瓜子四錢　枇杷葉四片
遠志肉八分　廣鬱金二錢　法半夏二錢
炙蘇子三錢　廣陳皮一錢　姜竹茹一錢

又三診　五月廿日
脾運失健內濕積留胃中痰濁滿貯氣机被其窒
礙胸痞納鈍動輒氣短痰咳嗜臥而不安神疲中
筋惕二便不暢脉象細弦滑舌苔淡滑膩屢經非

氣化痰效力式微再參運退一法冀其滯礙先除
而無形之氣化自順矣
製川朴五分 炙蘇子三錢 生赭石（扎小包）八錢 象貝母三錢 姜竹茹三錢
光杏仁三錢 生苡仁四錢 帶皮苓四錢 枳殼錢半 建澤瀉三錢
川雅連四分 製半夏三錢 川玉金三錢 廣橘紅三錢 絲通艸八分

四診 六月一日 林勁山診

肺失清肅咳嗆氣逆喘促頻作表邪未淨体溫99度
痰舌黃膩脈數清化清肅降以利氣機立方
炒荊芥三錢 旋覆花（絹包）三錢 小前胡三錢 竹茹三錢 姜半夏三錢
冬桑葉三錢 海浮石四錢 炙款冬花三錢 橘絡三錢

五診　　六月二日

痰濕互阻，得飲溺漫痰嘔氣促，加以心陰不足，寐中必汗，脈滑數，二寸細濡，舌苔膩，濕不化燥，所以便溏不渴，飲心與小腸相表裏，心陰虧則小溲短赤，兹擬化濕豁痰，平逆寧心，以冀奏效。

製冬术　苓　旋伏花包三錢　北五味五分　炒棗仁三錢　生龍齒五錢
木猪苓四錢　炒蘇子三錢　姜半夏三錢　炒只殼一錢　抱木茯神四錢
生紫菀三錢　化橘紅一錢　姜竹茹四錢　焦白术三錢　白蔻仁八分

六診　　六月八日　　嚴保豈診

陰虧而挾痰濕，燥則陰傷而痰，稍潤則助濕而痰痼近來舌苔化薄咯痰頗艱大便不爽小溲短少中氣不足二便爲之變常脉象右手尚旬左手兼弦際此濕令將屆內外相召致藥力不敵病邪最感難事秘治其本俾脾胃健運自然默化

真潞党三錢（米炒） 生懷藥三錢 新會皮錢 叭杏仁三錢（去皮尖） 建澤瀉錢
甜冬朮三錢 扁豆衣三錢 茯苓皮四錢 白芥子一錢（炒） 象貝母三錢（去心）
麩枳殼錢 製半夏三錢 真玉金錢 杜蘇子錢（炙） 佛手花八分

七診　　六月十五日　　吳有成診

中土失運痰飲內停病經百日欬嗆陣作痰咯白膩動則氣逆步行喘急小溲短赤四肢不温並經

汗洩陰虛陽凝舌苔边降中心白黄脉象右部小濇左部沉弦際此當令擬益氣化飲兼和營衛法

人參鬚五 另煎沖 旋伏花三 包 代赭石丹 煆 川桂枝木 炒白芍二

川石斛三 化半夏三 廣陳皮一 白杏仁三 去尖皮研 生苡仁四

硃 雲茯苓四 生牡蠣丹 生甘草平 白石英丹 絲 竹子 伏隱茅

八診　六月十六日

進益氣化飲四肢得溫靠机略平欬嗆陣作痰咯稠膩伏行流痔寐則驚惕舌苔中心白边失质絳脉來較和前法獲効仍宗增易

人參鬚五 另煎沖 旋伏花三 包 代赭石丹 硃茯神四 極 紡石四

仙半夏二錢　新會皮一錢　川桂枝叄　炒白芍二錢　白石英四錢
炙甘艸甲下　生苡仁五錢　絲瓜絡（米炒）錢　煅龍齒各　白杏仁四錢
生蛤殼五錢　紫衣合桃肉一錢　炙冬花二錢

九診　六月十八日

夜來頗得安寐天明小溲之後氣促上升欬嗆痰咯不易寐則夢語驚惕腹中自覺轟熱小溲短赤舌苔糙黃質乾脉要滑而大時值大節勿致喘變為吉

北沙參三錢　旋伏花（包）三錢　盐半夏錢　煅龍齒各　白石英四錢
玉泉散（包）四錢　海浮石四錢　新會皮一錢　桔蔞皮三錢　鮮竹茹二錢

疇人方案　卷二　四

濂珠粉（枸杞 胃化腑）參 蜜炙蘇子三 硃茯神三 生蛤殼丹

十診　六月廿一日

昨夜多食痞不成寐腹部膜痛脹如束常氣机撑逆喘促不寧欬嗆陣作痰咯非易動則自汗不休閉係舌苔糙黃質絳脈象滑大而數適值大節切致喘變乃幸

真猴棗一下 川貝（去心）四 三 宋半夏三 柏子仁（研）三 保和丸（包）三
玉泉散（包）冬 煅龍齒 公 廣橘白七 旋覆花（包）三 白石英四
肥知母三（抱木茯神）茯苓神四 遠志肉 參 烘紫石丹 白八 冬芽丹

十一診　六月二十三日

疊進甘寒豁痰，氣機漸平，咳嗆亦減，痰咯較稀，胃氣漸醒，知飢納食，舌苔化淨，脈大滑斂，前法既効，仍守原意增易。

西洋參三錢　肥知母二錢　抱木茯神四錢　半夏粬二錢　炒杭菊二錢　石决
玉泉散四錢　川貝母錢半　遠志肉八分　蜜炙橘白一錢　生蛤殼八錢
川石斛三錢　懷花粉四錢　柏子仁三錢　旋伏花三錢　蜜炙桑葉三錢

十二診　　六月廿五日

今晨痢始暢下，夜來欬嗆痰爽，木火鑠金，目紅珠赤，氣時升時降，胃氣未醒，神情疲乏，舌苔灰膩黃，脈虛大數，時值暑令，勉進火宜，勿二形

[illegible]

太子參三錢 炙知母錢半 川石斛三錢 硃茯苓四錢 黛蛤殼一兩
玉泉散四錢 川貝錢半去心 天花粉三錢 絲瓜絡錢半 蜜炙枇杷葉三片
炒桑葉錢半 生苡仁四錢 新會白一錢 鮮竹茹錢半 鮮蘆根一尺去節

十三診 六月卅日

病中醞熱，吸入陽明，氣火上升，鑠金爲欬，痰咯不易，氣機促逆，舌苔灰絳，脈象大而滑，宜與清熱益氣，兼降痰火。

清肅益氣丸三錢 川貝錢半去心 川石斛三錢 鮮竹茹錢半 白石英四錢
蜜炙桑皮錢半 苡仁四錢 碧玉散三錢包 新會白一錢 車前子三錢包
水炒知母錢半 茯苓四錢硃拌 生蛤殼一兩 炙款冬錢半

十四診　　七月十八日　　李疇人診

診得脉象左部沉細右部細弦兼胃舌边色紫中苔白黄合目讝語驚惕筋搐夜半痰氣上衝汗出如雨病已二月肺胃兩虧肝旺金鑠本虛標實延恐喘脫相以垂殆　　都々氣丸芶

炒蘇子彡　　紫石英乂　　海浮石乂　　宋半夏芶

炒白前芶　　旋々伏花芶　　銀杏肉七粒　　象貝乂彡

酥炙光蚤蛤蚧尾一对　　生蛤殼乂　　款炙冬花彡　　珍珠乂乂

十伍診　　七月十九日　　冬虫艸芶

肺主出氣腎主納氣夜半痰氣上衝肺腎二虧之

疇人方案　　二

兆脉左沉細右部細弦亦是本虛實之意擬議筋
惕肝魂不安之故所幸胃納尚可大便不溏但年
將花甲病已二月最忌邪正並陳擬仿蜀漆逆頭
蛤蚧尾一對　炒白芍　都氣丸三錢　懷牛膝三錢　廣陳皮一
寸麥冬三錢　茯神　花苷　紫石英　珍珠母　川貝三錢
柏子仁三錢　煅瓦楞　海浮石　好宋半夏　旋覆花三錢

十六診　　七月二十日

二進擬本意頗尚合機病脉右弦略緩左仍沉細
舌苔化膩邊紫較淺夜半痰氣攻逆汗出較減擬
議筋惕漸少大便自通胃納自佳瘀脉所究略見

平穩冀其逐步鬆動不生枝節乃幸和守成法加減

蛤蚧尾一對　炒白芍三錢　海浮石四錢　廣陳皮一錢　紫石英五錢

（炙）寸麥冬三錢　旋覆花（包）三錢　生蛤殼四錢　象貝母二錢　冬蟲夏艸三錢

杜蘇子二錢　煅瓦楞四錢　宋半夏三錢　款冬花二錢　懷牛膝二錢

十七診　七月廿二日　都氣丸四錢　紫衣核桃隔寺

脈左較振右弦較緩胃納欲佳寐後氣升減而不淨汗出告止痰吐較少糊語搐搦偶然仍作舌苔化膩邊紫微淡種種危象漸見佳兆冀其腎氣歸納不致上沖始安概再以成法加減

生西瓜子殼四

都氣丸三錢　（炙）寸麥冬三錢　海浮石四錢　廣陳皮一錢　紫石英[illegible]

明人之案 卷三

蛤蚧尾一對 杜蘇子三錢 生蛤殼四錢 款冬花三錢 冬蟲夏草一錢

燕窩條三錢 旋覆花一錢 鹽半夏一錢 象貝母三錢 紫衣胡桃肉三錢

十八診 七月廿四日 紫白石英各三錢 廣陳皮一錢

脈象左右兩見平均 數緩節橘二夜未作 惟寐後

氣升之則咳 咳嗽尚未全平 舌苔化 胃納增

佳 肺胃氣仍未納藏 和肺納氣

都氣丸四錢 寸麥冬（去心）一錢 抹冬子三錢 生蛤殼四錢 首烏毛各

蛤蚧尾一對 沙苑子三錢 女貞子三錢（旱蓮草汁拌） 海浮石四錢 款冬花三錢

肥知母一錢 杜蘇子三錢 旋覆花三錢 茯苓三錢（辰砂拌） 補骨脂一錢 鹽半夏一錢

廿五日 照方加 鮮佩蘭三錢 六一散四錢（荷葉包） 去女貞子三錢（旱蓮草汁拌）

十九診　七月廿七日

大便日通一次小溲亦利舌苔根稍白厚寐後氣逆痰粘脉象左右尚未平均胃氣未納痰濕積聚擬以標本兼顧

太子參三錢　製半夏三錢　生於朮錢半　赤苓皮各三錢　旋覆花包三錢

路竹尾一對　廣陳皮一錢　海浮石四錢　紫石英各三錢　生苡仁三錢

杜蘇子錢半　炒甘菊三錢　合歡皮三錢　生龍齒各錢半　首烏藤三錢

廿診　七月三十日　紫白石英各錢半

大便日更較厚小溲亦暢胃納尚可脉來左右似平而尚帶數兩目多昧寐後喉間痰聲漉漉氣非

照前方去

則收藏臟研究腑腎不足虛熱有餘擬以補肝腎之陰兼化痰熱（兼清虛熱）隨化隨生先以標本兼顧

生熟地（砂仁末五味子各三分拌）各三錢　茯苓神（辰砂拌）各三錢　製半夏一錢　珍珠母一兩　杜蘇子三錢

懷山藥三錢　牡丹皮一錢　廣陳皮一錢　陳胆星八分　旋覆花一錢（包）

山萸肉一錢　建澤瀉一錢　天竺黃三分　生蛤殼一兩　冬瓜皮子各三錢

廿一診　八月二日　紫白石英各三錢

進壯水制火法後目瞼較廿大昨亦平面色較正胃納二便如常舌苔薄白脈來和平惟痰沫尚多漉漉年高易逆擬守成法加減　懷牛膝三錢

生熟地（砂仁末五味子各三分拌）各三錢　茯苓神（辰砂拌）各三錢　製半夏一錢　陳胆星八分　杜蘇子三錢

炒山藥三 炒丹皮分 廣陳皮七 生於术又 旋伏花分
山萸肉分 建澤瀉分 天竺黃三 海浮石四 珍珠母又

廿二診　八月七日　天竺黃三 川象貝三

火升已午 目眩漸少 胃納二便如常 舌苔薄白 脈
來細弦 左右相付 寐後虛声漉漉 坐呼噯噫 盛衰
不休 和以標本並顧

五味子 柏仁末 十二分
生熟地各 炙芪各 辰砂拌茯神三 製半夏分 懷牛膝三 紫白石英又
炒山藥三 杜蘇子三 廣陳皮七 銀杏肉五粒 枸杞子三
山萸肉三 旋伏花分 青鉛又 海浮石四 生於术又

廿三診　八月九日

近二夜内氣急痰沸欬吐不爽鼻右不利大便又臭異常渴喜凉飲舌脈胃納如常擬以清法之中參入熄風化痰

太子參三錢　代赭石五錢　海浮石四錢　紫白石英各三錢　又

杜蘇子二錢　霜桑葉一錢　甜杏仁二錢　天竺黃二錢　朱茯神子二錢

旋覆花一錢（毛刷）　瓜蔞皮三錢　生蛤殼五錢　陳胆星一錢　金匱腎氣丸五錢

廿四診　八月十四日　金匱腎氣丸五錢

診悉昨因新寒不爽氣痹于絡右脇痛皆絡痛牽引更甚舌脈如前大便昨今未行擬以昨法之中加入宣絡　路路通三錢　絲瓜絡三錢　蘆根又

太子参三钱 真新绛五分 象贝母三钱 丝瓜络钱半 紫白石英各三钱
杜苏子三钱 生蛤壳八钱 苦杏仁三钱 天竺黄三钱 赤苓皮各三钱
旋覆花三钱 海浮石四钱 橘皮络各三钱 陈胆星八分 鲜荷梗一尺
十六日 照方去真新绛五分 苦杏仁三钱 橘皮三钱 天竺黄
三钱 陈胆星八分 鲜荷叶梗一尺 金匮肾气丸包 路路通
三钱 鲜芦根去节一两 加石决明一两 鲜竹茹三钱 方通草五分
山栀三钱 金水六君丸四钱 减橘络三钱

廿五诊 八月十七日

右胁络痛略减 而觉作胀 大便自通 小溲尚利 舌
苔薄黄 脉象弦数 夜来气逆痰吐不爽 痰气不宣

嶹人方案

仍以疏化　金水六君丸各

杜蘇子一錢　橘皮絡一錢半　枳殼片一錢　珍珠母一兩　鮮蘆根(去節)一兩

旋伏花(包)一錢五分　生蛤殼一兩　綠竹茹三錢　炒桑枝四錢　大腹皮三錢

煅瓦楞一兩　海浮石四錢　川象貝各三錢　方通草八分　赤茯皮子各三錢

廿六診　八月廿二日　金水六君丸各

脇痛脘脹已鬆，舌苔黃膩，脈象濡小，黎明多汗減

而不淨，仍以原意　冬瓜皮子各三錢　紫白石英各一兩

杜蘇子三錢　製半夏一錢五分　蛤殼一兩　苡仁三錢　腹皮三錢　只殼一錢五分

旋伏花(包)一錢五分　廣陳皮八分　海石四錢　象貝三錢　桑枝四錢　竹茹一錢五分

廿七診　十月廿一日

傳染傷風引動舊恙舌苔白黃脈象弦滑大便昨通咳在大節宜加慎調治否恐咳逆又作以化降

杜蘇子三錢 生蛤殼四錢 海浮石四錢 象貝母三錢 款冬花三錢 旋覆花三錢 製半夏錢半 白石英四錢 甜瓜子三錢 沉香麯三錢 炒白前錢半 廣陳皮一錢 苦杏仁三錢 清氣化痰丸四錢

廿八診　十月廿二日

昨晚嘔吐之後氣道上逆舌苔白黃鼻塞欬痰不爽脈象弦滑大便日通傷風引動宿恙時在大節未可忽視擬以兩顧

杜蘇子三錢 炒白前錢半 代赭石四錢 象貝母三錢 款冬花三錢

金沸草（包）錢半　製半夏錢半　白石英三錢　海浮石四錢　沉香片八分
小前胡錢半　廣陳皮一錢　光杏仁三錢　生蛤殼五錢　都氣丸四錢（包）

廿九診　十月廿三日

嘔吐得止，氣為不順，痰聲漉漉，咯吐不爽，舌苔白膩，胃呆神倦，脈象弦滑，痰濁為風所束，是以欬嗽鼻流清涕。擬以疏化。

金沸草（包）錢半　廣陳皮一錢　象貝母三錢　天竺黃錢半　沉香片八分
小前胡錢半　葉蘇子三錢　光杏仁三錢　生紫菀二錢　炒桑枝四錢
製半夏錢半　炒白前錢半　陳膽星八分　海浮石四錢　都氣丸四錢（包）

卅診　十月廿五日

舌根苔白胃纳不旺欬痰黄厚痰则痰声漉漉间
有譫语脉细弦滑大便舒乞小溲不多痰湿气積
拟以疏化
法半夏二钱炒白前钱半天竺黄二钱生蛤壳四钱白夕利三钱
白茯苓三钱新会皮钱半陈胆星一钱海浮石四钱广橘络
杜苏子二钱炙款冬二钱远志肉八分象贝母三钱淅姜投叻
廿五日此方去蒌橘络加大腹皮三钱冬瓜子三钱
廿一诊　　十月廿八日
欬嗆痰吐不畅头痛鼻塞四肢不温胃呆腹痛苔
薄腻化脉仍弦滑大便常通小溲稍多痰湿内阻

脾胃失肅取以徐化

川桂枝三分　白朮皮二錢　青陳皮各一錢　陳胆星一錢　東瓜皮三錢

西秦艽錢半　江只殼錢半　象貝母三錢　天竺黃二錢　海浮石四錢

雲茯苓三錢　法半夏錢半　大腹皮三錢　竹茹枝四錢　生枳殼錢半

卅二診　十一月二日

諸恙漸鬆，惟有時乾欬不淨，寐易夢語，舌苔化膩，

脈象弦滑，轉從和降調理

法半夏錢半　炒麥芽三錢　陳胆星一錢　生枳殼錢半　東瓜皮三錢

白茯苓三錢　白朮皮錢半　天竺黃三錢　海浮石四錢　遠志肉八分

新會皮一錢　江只殼錢半　象貝母三錢　光杏仁三錢

汪于雲　住古市巷　六月十八日　李疇人診

脘中作痛大便自通舌苔不白脉来尚調氣阻中焦擬以宣通

老蘇梗錢半　枳殼片錢半　瓜蔞肉三錢　方通草一錢　製香附三錢　真鬱金一錢　陳香櫞錢半　炒桑枝四錢　路路通三錢　左金丸七分吞　青陳皮各一錢　台烏藥錢半　白茯苓三錢

二方　六月十九日

昨夜身熱頗壯今晨汗出而衰胸痞腹鳴大便水瀉小溲不多舌苔根黃脉象小數暑濕氣滯互阻不化擬以疎化

老蘇梗錢半　製半夏錢半　香連丸錢半　猪赤苓各一錢　宣木瓜錢半

廣藿梗一錢　青陳皮各八分　陳卜甲錢半　車前子三錢　玉樞丹末五分先化服

炒防風錢半　焦六麯一錢　白夕利一錢　方通草工　紅灵丹五分

三方　　六月十九晚

今午肢冷而又身熱，熱勢頗壯，胸脘痞而腹痛，陣陣便瀉轉痢，痢次約一小時一次，脉来弦數，暑濕食滯互阻表裡，今交二日，擬仿二解

陳香薷七分　七香餅一錢摩服　枳殼片錢半　炒山查一錢　木香檳榔丸四錢包

老蘇梗錢半　砂仁末三分　真鬱金工　焦六麯一錢　地枯蔞三錢

廣藿香一錢　鷄内金一錢　青陳皮各工　方通草工

四診　六月二十日晨

身熱朝衰暮盛痢先腹痛紅白夾雜向有風癖舌苔根黄夾刺脉象弦數左大于右小溲不多病由暑濕積滞表裡同病擬以表舒通導滞昔賢云痢者當利菲交三日熊邪方能張能勿增端乃妥

老蘇梗五分　白夕利二錢　銀花二錢　料豆衣三錢　枳實導滞丸四錢

廣藿梗二錢　寒水石三錢　地栝蔞四錢　穭豆衣三錢　珠灯芯五扎

大豆卷二錢　炒黄芩三錢　焦六神曲二錢　新会皮五分　車前子二錢

五診　六月廿一日

身熱逐漸減退大便紅痢次多不暢舌苔白黄口

脈苔甜哈痰易嘔腹痛較緩脈象弦較平暑濕
熱滯化而不盡松隔疏化　茯苓神（辰砂拌各）三錢
蒼术炭一錢銀花炭三錢法半夏一錢料豆衣一錢地榆炭一錢
真川連（姜汁）炒六分炒白殺三錢北秫米三錢（包）枳殼炭一錢建神粬三錢（包）
炒苦參一錢焦山楂三錢新會皮一錢生地榆三錢枯黃芩八分陳佩蘭一錢

六診　　六月廿二日

痢下夾糞有時甚多腹痛較緩（已）舌苔化薄尖仍降
色脈弦滑數身熱不解風痢已見下行暑濕尚未
分化病交五日松隔疏通
原金斛三錢（先煎）炒苦參一錢炒山查三錢大腹皮三錢銀花炭三錢

炒苦參三 枳實片二 焦六麯四 車前子(包)三 香連丸(包)二
黑山梔三 花檳榔二 小青皮二 方通艸二 秋水丸(包)二
又診 六月廿三日
昨今大便糞多痢少次數減而穀臭腹痛後而不
盡舌苔大化質黃絳色胸部不寬咳痰不爽脉象
數後症象未完積滯已下肝氣尚不宣通擬以理
氣疏通
原(先煎)金斛三 薄荷梗二 宋半夏三 香谷芽四 香連丸(包)二
炙紫菀一錢半 枳殼片二 象貝母三 銀花炭三 豬茯苓(各)三
苦桔梗二 真玉金二 新會皮二 炒苦參二 車前子(包)三

八診　六月廿四日

身熱不淨舌苔化去大半根苔不清按腹部當臍不舒是以痢下夹積尚不甚松脈象雖較前為緩似帶弦數之意胸部較寬咳痰略稀猜可納粥種種之症務有减無增但餘邪不淨亟亟清理乃妥擬予以成法加减　方通仙丸　延壽丹三钱包

原金斛三钱先煎　炒枯芩钱半　枳壳钱半　帶皮苓四钱　炒山查三钱

真川連七分　老蘇梗钱半　真玉金一钱　青陳皮各一钱　油當归三钱

廣木香七分　炒苡仁　附子　銀花炭三钱　萊卜子三钱打　赤白苓各三钱

九診　六月廿五日

痢下夾糞有時溏結皆有次多較爽腹痛減而不淨舌苔已化脉来仍帶弦象口乾欲飲身熱不淨腸胃蘊熱膚出不彰津液暗耗擬予養津清通仿標本兼顧法

真楓斛三錢（先煎）　炒枯芩錢半　南查炭三錢　焦谷芽四錢　香連丸錢半（包）
香青蒿三錢　砂仁末一錢（後下）　萊菔子三錢（打）　橘白一錢　衣三錢　延壽丹三錢（包）
炒丹皮錢半　雞內金三錢（炒黃）　青陳皮各一錢　枳殼炭錢半　車前子四錢（包）

十診　六月廿六日

昨今痢次大減且爽紅多白少腹痛已斂按之覺痞舌苔已化舌絳起刺口乾欲飲脉来仍弦身熱

不淨腸胃蘊熱未楚津液不足之故拟養津法化熏
和腸胃
真楓斛先煎三錢　戊己丸三錢　炒地榆三錢　廣陳皮一錢　車前子三錢
香青蒿三錢　炒枯芩一錢　穭豆衣三錢　焦谷芽四錢　方通艸一錢
炒丹皮一錢　銀花炭三錢　業皮叁四錢　大腹皮三錢　紫貝齒
十一診　六月廿七日　雞蘇散包四錢　小木通八分
痢下轉糞糞又轉痢反復不淨舌苔仍絳邊尖起
刺脈象弦數身熱不退小溲已分色黃涸濁清濁
有分化之意津液不足餘熱留戀拟存津清化
真楓斛先煎三錢　淡黃芩炒一錢　銀花炭三錢　香谷芽四錢　辰連翹三錢

香青蒿三钱 戊己丸三钱 地榆炭三钱 稨豆衣三钱 朱灯芯二扎
炒丹皮二钱 茯皮苓四钱 大腹皮三钱 川通草一钱 竹卷心三钱

十二方　　六月廿八日

昨夜至今十二小时内便行四次，粪多于痢，腹部已松，舌苔质绛，边尖起刺，较昨稍平，脉象弦数，暑湿身热和淡，小溲独御，清浊稍分，湿热蕴蒸未楚，拟再养阴化热，以冀逐步渐入佳境，能勿再生枝节乃幸。

原支金斛四钱（先煎） 银花炭三钱 炒地榆三钱 朱灯芯二扎 南查炭三钱
香青蒿三钱 真川连七分（水炒） 西赤芍三钱 小木通七分 稨豆衣三钱
败酱草三钱 半贝丸三钱（包）

牡丹皮一錢 苡仁 黃芩一錢 竹捲心一錢 辰灸心一錢 穀芽四錢

十三方　　六月廿九日

大便使厚色黃偶夾痢下舌苔已淡尖刺已平津

液稍多胃納健身熱較退暮時稍有脈象頗數較

後病象日已佳兆但餘熱不淨一時尚難全愈務

必耐心調養否恐慮事易不宣反生枝節以杜

本草形　　烏龍丸四錢

原支金斛四錢 牡丹皮一錢 淡黃芩一錢 辰竹茹一錢 帶心麥冬

臟連丸一錢 金銀花三錢 赤白芍各三錢 扁豆衣一錢 收燈心

西赤芍三錢 生地榆三錢 竹茹 忍冬一錢 茯苓 芽三錢 方通草

十四方　七月初一日

大便日夜共約七八次糞色轉黃間或紫黑偶仍有痢舌絳尖刺皆減脈象尚帶弦數身熱夜似微微胸部時覺不寬元弱病痢陰氣皆傷餘熱未清和法標本兼顧　方通州五

原金斛三錢先煎　牡丹皮錢半　帶皮苓四錢　生地榆三錢　硃灯芯五

臟連丸錢半包　扁豆衣錢半　炒山藥三錢　炒淡芩錢半　新會皮五

香連丸三分青蒿汁　香谷芽四錢　金銀花三錢　竹捲心錢半　九香蟲五麵包烘

十五方　七月初二日

舌色日淡脈象和緩大便黃厚偶仍有痢身熱和

曹仁伯醫案　卷二　十八

卒症脉研究病象日見佳兆但素質嬌弱陰氣不
足仍宜標本兼顧　九香虫二去翅足炒

先蒸真楓斛三錢　牡丹皮錢半　雲茯苓三錢　生地榆三錢　方通艸二
臟連丸錢半　炒山藥錢半　香谷芽三錢　竹捲心錢半　炒枯芩錢半
香青蒿三錢　料豆衣錢半　金銀花三錢　辰灯芯二　乾荷蒂三个

十六方　七月初三日

身熱告退舌苔淨化質色粉紅津液如常脉象和
緩大便黄色間或夾痢腹時鳴響痢後脾土不健
扶健脾以運中為善其後

川石斛四錢　江只實錢半　料豆衣三錢　方通艸二　香青蒿三錢

戊己丸三錢　帶皮苓四錢　香谷芽三錢　九孔(煅)決一兩　乾荷蒂三個

白术皮三錢　炒山藥三錢　金銀花三錢　炒茯苓一錢

十七方　　　七月初四日

熱退舌化，津回脉後，惟大便不結，间似夾痢，脾土

不健，腸膜受傷，擬以健脾固腸

白术皮三錢　新會皮一錢　砂仁末六分(拌炒)　炒地榆三錢　戊己丸三錢

江枳殼三錢　炒山藥三錢　焦香谷芽四錢　川通草一錢　淡竹葉三錢

帶皮苓四錢　料豆衣三錢　金銀花三錢　九孔(煅)決一兩　炒桑枝四錢

十八方　　　七月初五日

昨宵大便未行，今晨告通，乾解糞後尚多白痢，不

多舌苔淨化脈象和後有時腹仍鳴响脾胃尚未
恢復擬再健脾和胃　　　戊己丸三

白朮皮三砂仁三下新會皮一山藥三方通一冬瓜皮三
江只殼一（炒）谷芽三帶皮苓四銀花三桑枝尺料豆衣三

十九方　　　七月六日

大便週時二次溏厚稍帶痢色舌化脈緩腹部舒
服胃納尚不甚旺擬再調理脾胃

白朮皮三春砂仁下曉山藥三新會皮一冬瓜皮三
江只殼三（炒）谷芽三料豆衣三帶皮苓四扁元皮三
方通一金銀花三小資生丸四（包）

廿診　　七月七日

諸恙皆見佳象舌化脈緩大便尚未結實脾胃尚未恢復拟守成法

白术皮二钱　懷山药钱半（炒黄）　香谷芽四钱　香橼皮钱半　小资生丸四钱（包）

江枳壳钱半（炒）　新会皮一钱　春砂仁[三分]（杵）　料豆衣三钱

带皮苓四钱　廣木香一钱　东冬皮三钱　方通草一钱

廿一診　　七月八日

大便轉结舌苔正色脉象和缓胃纳渐佳病象已入佳境但脾胃未復饮食仍宜留意焉

漂白术二钱（炒）　懷山药二钱（炒黄）　新会皮一钱　东瓜皮二钱　小资生丸四钱（包）

江只殼三錢 廣木香八分 焦谷芽四錢 建蓮子三錢 方通草八分
帶皮苓四錢 春砂仁一錢 料豆衣三錢 南芡實三錢

廿二診　七月九日

大便週时一次 稍嗳 腹部虹門不舒 舌苔脉象如常 仍守成法

漂白术三錢 炙甘草一錢 建蓮子三錢 香谷芽三錢 東冬皮三錢
江只殼三錢（鹽炒） 懷山药三錢（炒黄） 南芡實三錢 方通草一錢 金銀花三錢
雲茯苓四錢 料豆衣三錢 新会皮一錢 砂仁末一錢 小資生丸四錢

廿三方　七月十日

大便完全是稞 週时一次 舌化 脉緩 胃納漸佳

便行時腹仍覺痛腸胃不和擬再以成法加減

潞白朮二錢炙甘艸五分南芡實三錢青陳皮各一錢木香茯苓三錢四

江枳殼一錢五分炒山藥三錢建蓮子三錢烏元皮一錢小資生丸四錢

雲茯苓四錢料豆衣三錢赤冬皮二錢大腹皮三錢炒大白芍二錢

廿捌方　　七月十一日

診並昨見便參惟便行時腹仍作痛者脈弦昨擬

以成法調理

潞白朮二錢炙甘艸五分大白芍二錢方通艸一錢烏元皮二錢

江枳殼二錢炒山藥三錢青陳皮各一錢烏藥二錢茯苓四錢路路通三錢

雲茯苓三錢料豆衣三錢赤冬皮二錢炒桑枝四錢小資生丸四錢

廿五診　　七月十三日

舌苔如常脉象弦前維艱候例带弦数大便尚不结

实脾胃未健仍宜小心风食柯本健运

漂白术　炙草　甘草　砂仁　省头草　茯苓　元皮　小温中丸

江只壳　炒山药　麦冬　连翘　川贝　通草　稻根须　谷芽

米皮参　料豆衣　冬皮　泽泻　枯梗

廿六方　　七月十六日　小温中丸

大便乳色向日一次舌苔如常脉亦和平病系脾

胃易伤柯本健运　丝瓜络　稻根须　谷芽

漂白术　炙草　甘草　怀山药　新会皮　焦谷芽

江只殼錢　雲茯苓四　料豆衣錢　東白皮三　方通草錢

廿七方　　七月廿一日　　抄王永主

大便乾結間日一行舌化脈緩胃納加餐病後本元未復仍宜小心風食始得健運　小資生丸四

甜冬朮錢　炙甘草八　懷山藥錢　焦白芍錢

江只殼錢　廣陳皮三　山萸肉錢　方通草三

雲茯苓錢　香谷芽錢　嫩桑枝錢　煅石決明

廿八方　八月廿五日　絲瓜絡錢　炒桑枝錢

身熱鼻塞舌苔薄黃脈象弦數大便秘結病後腠理不密風邪易襲擬以解肌　保和丸

[illegible]人方案

紋秦艽一錢　白芍一錢　制香附一錢五分　宋半夏一錢五分　青陳皮各一錢　方通艸八分
炒防風一錢　廣藿梗一錢五分　廣陳皮一錢　赤苓三錢　炙雞金三錢

廿九方　　八月廿七日

鼻塞稍利，身熱不舒，大便未通，氣閉，舌苔根黃，脈象似數。病後腠理不固，風邪易襲。今交八日，和解。議服藥可分解為宜。

葉蘇梗一錢　白芍一錢　制香附一錢五分　青陳皮各一錢　方通艸八分　小柴胡一錢
荊芥穗一錢　雞內金三錢　炙谷芽四錢　萊卜子（炒）三錢　象貝母三錢
炒防風一錢　陳皮　桔梗一錢　炒枳殼一錢　大杏仁三錢

卅方　　八月廿八日

身熱五日汗岀鼻塞頭昏作脹舌苔中黄根厚大便欲解不行脉象浮數風寒客表食滯阻裡拟以兩解

小前胡二　葱白頭三（連鬚打）　青陳皮各二　方通草一　白夕利三　括蔞皮三

杜蘇叶二　焙雞内金三　萊卜子三（打）　硃灯芯五　黄甘菊二

淡豆豉三　炒小查三　大杏仁三　枳實導滯丸四（包）

卅一診　　九月初二日

身熱汗得不解大便又通乳結舌苔化薄根等微灰欬嗽胸悶頸項溼約紅点下腿溼瘰搔痒有水風溫夾溼拟存宣化

小前胡錢半 大杏仁三錢 象貝母三錢 車前子三錢 辰灯芯五分
牛蒡子三錢 苦桔梗七分 白夕利三錢 炒苡仁四錢 炒又紬三錢
生紫苑五分 薄荷尖七分 猪茯苓各三錢 方通艸五分
卅二方　　九月初七日　佛手乳五分
脊理遏清熱宣肺遠痞之後汗有痞多否甚又見化
薄大便泄中夾厚脈象弦數畏、後痢象屬化屬虫
之兆擬守成法以冀去清條邪能弗反復乃幸
真川連七分 黑山梔三錢 象貝母三錢 車前子三錢 青陳皮各五分
枳川朴七分 小前胡錢 大杏仁三錢 硃灯芯五分 萊卜子三錢
炒六穀三錢 牛蒡子三錢 猪茯苓各三錢 方通艸五分 枳殼片錢

卅三診　九月初八日

今晨身熱似退而大便連得三次身熱又來舌苔淡黄口乾引飲脉象仍帶弦數小溲又赤白痦昨已露佈今有見回病象略有變化擬用分清二便稍帶透痦

小前胡錢半　炒防風錢半　焦六曲四錢　方通艸一錢　炒苡仁四錢

白夕利三錢　陳卜甲錢半　猪赤苓各三錢　硃灯芯三扎　製半夏錢半

川連炒卜三分

煨木瓜錢半　廣陳皮一錢　車前子三錢包　粉萆薢三錢　象貝母三錢

卅初診　九月初十日

今晨服兩藥之後汗出遍体身熱得涼而脉仍不

靜欬診身熱漸高大便今行發厚舌苔淡黄斷續
胸部白疹有回有佈午後形寒寒則熱發高此是已
數日類瘧界限不清皆營衛不和之故擬以和解

川桂枝一錢 當归錢半 鱉甲三錢 炒知母二錢 猪茯苓各三錢
淡黄芩錢半 西赤芍三錢 象貝母三錢 海南子二錢 車前子三錢
炙青蒿二錢 牡丹皮錢半 粮佛手二錢 小青皮二錢 炙連丸二錢

卅五診　九月十一日

和營之後形寒身熱發糙得飲有汗大便今日未
行舌苔又佈白口渴脉大較廿數度未減再擬
和營之中參入達原飲法

製川朴一錢 川桂枝一錢 製半夏二錢 煨艸果一錢 豬赤苓各三錢
（炒）真川連三分（炒）淡黄芩一錢 象貝母三錢 炒知母三錢 車前子三錢（包）
牡丹皮一錢五分 青蒿三錢 小青皮一錢 海南子一錢 方通艸一錢

卅六診　　九月十二日

昨仍形寒而熱今退不盡大便二行日不行舌苔
又見化脈象弦數濕熱留戀膜原擬和解化
（炒）製川朴一錢 煨草菓一錢 海南子一錢 象貝母三錢 方通艸一錢
（炒）淡黄芩一錢 炒常山一錢 小青皮一錢 萊卜子三錢 車前子三錢（包）
（炒）肥知母三錢 枳殼庀一錢 姜半夏二錢 札菖蒲一錢 括蔞皮三錢

卅七診　　九月十三日

第一方案　卷二　廿五

大便又通溏厚今晨汗出熱退不清舌苔薄白微
黄脉大較小数尚不甚緩邪恋膜原擬再仿達原
飲法參入和解
苦桔更錢半 象貝母三錢 枳殼片（砂仁末拌炒）錢半 南查炭三錢
乾菖蒲一錢 萊卜子三錢 真玉金一錢 大腹皮三錢 鮮竹茹（姜汁炒）三錢
姜半夏三錢 海南子錢半 雞内金三錢 廣橘红一錢

卄八方　九月十六日今退頗淨舌苔淨化脉
昨仍先寒後熱來較緩大便又是三日不行擬以
和解之中參入润腸
香青蒿三錢 象貝母三錢 肥知母三錢 海南子三錢 保和丸三錢

淡黃芩錢　括蔞皮錢　煨草果錢　青陳皮各錢　八味逍遙散錢

製半夏錢　大杏仁錢　枳殼皮錢　炒山查錢　萊卜子錢

卅九方　　九月十七日

寒熱瘧未願輕　大便未行　腹中有時不舒　舌苔薄

黃　脉來漸緩　病象日見佳兆　以清通

香青蒿錢　焦谷芽錢　萊卜子錢　海南子錢

淡黃芩錢　製半夏錢　枳實皮錢　炒山查錢　八味逍遙散錢

新會皮錢　象貝母錢　全瓜蔞錢　保和丸錢

四十診　　九月十八日

瘧勢漸漸不覺　大便昨通不暢　舌苔薄黃已化　脉

象已漸和平，拟以清理　八味逍遙散三

新会皮一　青蒿三　谷芽三　莱卜子三　冬瓜皮三　腹皮三

宋半夏三　丹皮才　象貝三　方通草一　带皮苓四　枳壳钱半

卅一方　九月二十日

舌苔如常，脉来和平，惟腹部不舒，大便每易不行

交暮微热，拟保和解之中参以健運

香青蒿三　香谷芽三　鷄内金三　大腹皮三　香砂枳术丸四

牡丹皮才　炒山查三　全瓜蒌四　大杏仁三　带皮苓三

青陈皮一　枳壳钱半　柏子仁三　莱卜子三　方通草一

卅二方　九月廿二日

便通乾解舌苔如前胃納日佳脉象和緩暮熱已
退程〻痧象頗見佳兆擬以清理
香青蒿三錢 香谷芽三錢 鷄内金三錢 料豆衣三錢 大杏仁三錢打
牡丹皮錢半炒 帶皮苓三錢 炙橘皮錢半 枳殼炭錢半 柏子仁三錢
新会皮錢半 大腹皮錢半 方通艸五分 白术皮三錢炒

楊巚洲　住閶门西街　李疇人診
初診　七月七日　熱101.5度
身熱不揚胸悶汗出白痦見而不多頭昏目痠耳
鳴脉象沃數夜無安寐舌尖起刺苔黃廿津大便
不通小溲赤少新感陰虧病此伏邪之交一候勢

防內傳昏陷，未可忽略，擬存陰滌邪。方通艸
原金斛三錢（先煎） 黑梔三錢 前胡錢半 象貝三錢 兩頭尖三錢（包） 車前錢半
炒豆豉三錢 牛蒡錢半 紫菀錢半 玉金一錢 硃燈心（一）錢 枳殼錢半

二診 七月初八日 擬仍度

白瘖心胸仍少，瘖悶煩躁，身熱內重，舌苔灰黃減，津边白帶，脉未決數，大便先乾後溏，小溲略爽，臍腹拒按痛，尤傷陰，陰氣不敵邪熱，勢防內傳昏陷，未可忽視。
硃灯芯一錢 元參心三錢 姜竹茹錢半
原金斛四錢（先煎） 香豉三錢 桔梗錢半 象貝三錢 青皮一錢 兩頭尖三錢（包）
金鈴子三錢 黑梔三錢 牛蒡錢半 玉金一錢 陳皮錢半 車前子四錢（包）

三診　　七月初九日

養津透痦，痦點隱約不顯，身熱暑揚，胸仍痞悶，舌苔灰色，暑化脉數，暑退，小溲發利，少腹尚不舒服。昨夜暑得先寐，病先耗陰，伏邪蘊蒸不達，今交九日，正在緊要關頭，冀其痦透熱退乃幸，但病勢頗重，疇人學淺，恐難勝任。

原支金斛四錢（先煎）　黑梔三錢　桔梗五分　杏仁三錢　元參心四錢　硃灯芯一扎

豆豉三錢　車前子三錢

炒枳殼三錢　牛蒡三錢　紫菀二錢　象貝三錢　竹捲心二錢　西瓜翠衣三錢

四診　　七月初十日　熱卌度

今診白痦心胸皆見，尚未透足，胸悶身熱略減，舌

弦數發揚病象雖有外達之意無如陰液消耗於
前雖見小效尚未可恃厚將養陰透達
原金斛（先煎）三錢　苦桔梗一錢　象貝二錢　車前子（包）三錢　益元散（包）三錢
小前胡錢半　冬桑叶三錢　大杏仁三錢　硃灯芯二扎　枳殼錢半
牛蒡子（炒）二錢　生紫菀錢半　兩頭尖（包）三錢　方通艸八分　真玉金二錢

六診　　七月十二日　　熱100.5度

白瘖日見加多身熱日覺平淡胸前較鬆舌化尖
端口乾仍腹瘕攻不舒當臍拒按大便不行畧有
矢氣脉象弦數暑後病象日見鬆動無非耗陰之
体邪未盡達仍宜刻刻小心至於反復多變端耶

養陰逐瘧兼以疏通　車前子三錢

原金斛四錢　鱉甲醋炙先下　鹽半夏錢半　陳皮八分　元參錢半　煅瓦楞子

小前胡錢半　象貝三錢　青陳皮一錢　炒山查三錢　辰灯芯二扎

牛蒡子三錢　大杏仁三錢　雞內金三錢　川通草一錢　兩頭尖三錢

七診　七月十三日　熱緩度

白瘖羅佈身熱略淡胸痞不淨吐痰不爽脇腹拒按〻〻脹動大便不通腑氣難暢而昨又遺洩陰精精關不固伏邪風熱尚未透達寬其奇元不支始擬標本兼顧　然天先耳

西洋參米炒　鱉甲醋炙先下　大杏仁三錢　煅瓦楞子　硃灯芯二扎

原金斛四钱先煎 淡元参三钱盐水炒 青陈皮各一钱 方通草八分 川楝子一钱半
冬桑叶三钱 象贝母三钱 旋覆花三钱包 醬统三钱 沉香化气丸三钱
八诊 七月十四日 热九九八度
白瘖日多，身热日淡，舌中仍焙，尖绛依然，脉象细
数，腑腹拒按，按之跳动，大便闭结，小溲赤少，尤宜
邪恋今交二候，能勿变端乃妥，拟作标本兼顾，仿
黄龙汤法 秋水丸三钱包
西洋参一钱 薄荷尖八分后下 金铃子三钱 珠珍母一两 枳壳炭一钱风化硝五分拌
原金斛四钱先煎 青陈皮各一钱 玄胡索三钱 大杏仁三钱 朱灯芯二扎
冬桑叶三钱 象贝母三钱 竺黄炭三钱 莱菔子三钱打 方通草八分

九診　七月十五日　熱986度

今診身熱和午心胸覺舒脐腹既動稍减大便通而溏薄不多舌苔边白中黄根灰脉象细实兀虚邪实维见数动尚不能乏特也擬原方通

西洋参二钱　牡丹皮二钱　竺黄一钱　卮二钱　方通草二钱　半硫丸二钱

原金斛四钱（先煎）　象贝母三钱　珍珠母一两　元明粉二钱（冲）　更衣丸二钱

冬桑叶三钱　大杏仁三钱　青滨皮二钱　香薷叶（后下）二钱　珠灯芯

拾診　七月十六日　熱988度

大便昨通溏中夹结舌化前半根中仍垢腹仍跳動脉象细软身热和淡白痦少昨病象略见转機

風邪尚未盡下仍宜小心風食務須疏通

西洋參三錢　牡丹皮錢半　大杏仁三錢　川通草五分　生蛤殼五錢

原金斛四錢　象貝母三錢　天竺黃二錢　香谷芽四錢　小木通七分

香青蒿三錢　珍珠母五錢　青陳皮各一錢　硃燈芯一紮　更衣丸三錢

全竹茹四錢　車前子三錢包

拾一診　七月十七日　熱996度

大便通而又閉少腹及胯左仍是拒按舌苔略薄

中根仍黃脈帶細弦而數小溲不利氣始不淨再

擬本兼顧　硃燈芯一紮　硃茯神三錢

西洋參二錢先煎　牡丹皮一錢五分　石決明五錢先煎　車前子三錢包　番瀉葉一錢後下

卷三　廿一

原金斛四　青凍鼈一　象貝二　蔞皮一　小木通一　全瓜蔞四

香青蒿一　竹二青一錢　九香蟲一　方通艸一　更衣丸一錢

拾弍診　　九月十九日　熱99度

大便閉結　臍腹拒按　舌仍垢厚　脈象細弦　苔黃夾風

垢固結　元虛之体　只宜標本兼顧

原金斛四　牡丹皮一錢　蜣螂乾三只　番瀉叶一錢　方通艸一

西洋參一　青陳皮一　車前子一錢　只實一　完一錢　秋水丸一

香青蒿一　象貝錢　元明粉一　海南子一錢　朱茯神四

拾叁診　　七月十九日

大便昨行溏狀　色黑　臍腹拒按　跳動不已　堅塊略

小舌苔厭垢脈象細耎小數本元不支食熱有餘屢投標本兼顧不見大效久延仍恐正不敵邪焉擬再議通腑垢

麻仁四錢打　杏仁三錢打　烏龍丸四錢包
鮮生地四錢　鮮首烏四錢打　大麥仁三錢打　生軍五錢　枳實三錢　青蒿錢半
鮮石斛四錢　淡元參四錢　柏子仁三錢打　芒硝五錢　通草五分　丹皮錢半

拾肆診　七月二十日

舌苔少津厭黃不化脈象細耎帶數身熱盛衰不常臍腹拒按按之堅硬病已二旬本元大虧正不勝邪姑再養陰潤腸

硃燈芯五分　地榆三錢　丹皮錢半
西洋參一錢　鮮生地四錢打　大杏仁三錢　方通草五分　黑山梔三錢

疇人方案　卷二　廿二

鮮石斛 石餘 首烏 丹 淡元參 方 柏子仁 方 金銀花 方

拾伍診　　七月廿一日

今診脉仍細栗常數左部更弱白痦又佈空大無

光舌苔灰黃反厚自汗呼欠連〻臍腹按之堅硬

跳動不已小溲赤黃脉症研究風垢未下本元日

虧大有難支之兆姑再扶正以祛邪

西洋參 方 細生地 丹 淮小麥 丹 竹捲心 方 生蛤殼 丹

真楓斛 方 生龍齒 丹 赤白芍 方 茯神 方 珍珠母 丹

淡元參 方 左牡蠣 丹 方通艸 工 夜交藤 方

拾陸診　　七月廿二日　　侯子然診　　杰 99

秋温伏邪夹滞内熾不达汗得灼热不退白瘖出
没不常肌胃续有红点舌绛中苔焦黄津液乾涸
神倦音低脉甚数细便少（闭）腹痛改病愈無旬痢光
傷陰陽明有形之物阻礙無形之氣秋热外逼诚
恐化火耗津風動之变　葉氏神犀丹一粒（先嚼研末化服）
西洋参（米炒）钱　羚羊尖（磨）钱　江只实钱　小青皮分　茯苓神力
淡元参分　真川连（水炒）分　西赤芍一钱分　黑山栀分　東荊芥（毛）十分
鲜霍斛钱（元明粉分合捣包）　全瓜蒌明　牡丹皮（切）钱　珍珠母钱　大杏仁分

拾柒診　　七月廿三日　契[illegible]度

昨宵寐得長多夜半五心躁擾灼热汗多不能古

曠人案叢　卷三　　廿三

苔糙黄尖紅津涸神怯腹鳴大便不行脈象細數

病適三候陰愈傷熱愈熾廿大患成壯火致陽明

伏熱不達動木變遷易如反掌病象虛實泰半同

枳殼寸兼頤　真陳阿膠珠錢半　鷄子黄乙只

台參鬚錢半　真川連四分　炒知母錢半　青蒿子錢半　香犀尖粉二分

西洋參米炒錢半　法半夏水炒錢半　生鱉甲七錢打　玉泉散包三錢　珠黄散和化服乙分

小生地五錢　東川貝去心錢半　左牡蠣煅一兩　硃茯神去三錢　鮮青斛打汁一兩

拾捌診　　七月廿四日　熱98.8　淡竹叶三錢

昨宵寐得長寤今朝神情略振聲音稍明惟夜半

煩擾不已陰虧陽爭留戀痰熱不達古云精化津

不潤澤痞回不淨使閉脹無所苦頻頻自汗頗多
左脈尚軟右部仍數病逾三候陰虛及肺氣伏熱留
戀仍再維持本元以化其熱　濂珠粉（枇杷葉露磨沖送）四分　鮮霍斛（打）五錢
（另益沖）台參鬚一錢　元武版（酥炙）四錢　西洋參（米炒）一錢　水炒淡芩錢半　癟桃乾三錢
（水炙）西棉芪三錢　煅瓦楞四錢（牡蠣）　炒淮麥三錢　川貝母二錢　硃茯神四錢
小生地三錢　大麥冬（辰拌）三錢　桑白皮（水炙）二錢　肥知母二錢　玉泉散（包）四錢
拾玖診　七月廿五日　1012
汗泄較少惟真陰刻不支持瘕攻精乎虛氣尚逆
謂屬腎不納氣神情愈見倦怠頸癢竄佈苔有空
地舌化糙絳脈象左部弦數右形促數症先耗陰

咳人云云　未　卅四

病則傷氣適值秋涼(熱)最易動本常変勿謂迂言勿顧

蛤(研末)蚧尾一对　都氣丸(包)五錢　麦冬(去心辰拌)三錢　青鉛丹　竹叶　苑　川貝母三錢

台參條(秋石拌炒)五　元武版(研末)丹　白芍(川)三錢　牛膝(鹽水炒)三錢　茯神(辰拌)三錢　鮮霍斛(先煎)五錢

西洋參(元米炒)三錢　地骨皮(小炒)三錢　牡(煅)蛎四錢　桑皮(蜜炙)三錢　濂珠粉(枇杷叶露分沖温送)乙分

念診　　七月廿六日　　熱100度

扶本納氣々机暑順昨宵衣被欝遏神志糊迷氣

火暴升刻診病象神機略振惟舌絳滿佈口糜脈

象左部細數不調右形數大病適三焦氣淦並傷

伏熱留戀待旨滔喘変急々可寬

蛤(研末先煎)蚧尾一对　淡元參三錢　甘草梢七分　墨旱蓮三錢　鮮霍(打)斛五錢

台參條（秋石拌）二 鮮生地丹 淡竹葉三 黑山梔三 陳金汁（冲）一兩

西洋參（米炒）一錢 小木通三分 青蒿子三 炒死桑丹（牡蠣） 珠黄散二分（枇杷葉露一兩送）

念壹診　　七月廿七日　熱99.6

培本之下虛熱稍退口糜日見其多津液仍少氣傷真陰告竭時易目瞪痰鳴胸部之氣攻中脈象寸關細數兩尺空大病將匝月肺不清腎不納上實下虛驟然痰湧喘脫變莫能助勉再擬守成法加進一籌冀其萬一之幸

老山人參（先煎秋石拌）二 鮮細生地（打）多 左牡蠣（生打）丹 杜坎炁（漂淨炒焦）一條 鮮霍斛（先煎打）四

硃麥冬（去心）三 鮮沙參（打）三 元武版（醋炙）丹 鮮竹茹三 陳金汁（冲）一兩

北五味五个　旋伏花包　桑白皮水炙二錢　大白芍二錢　濂珠粉一分
蛤蚧尾一對酥炙　代赭石丹　京川貝二錢去心　辰茯苓三錢　枇杷叶露二兩一化服

念弍診　　七月廿八日　　曹滄洲診

伏邪病已延四候，陰損在先，無力托邪外達，音低語少，紅痦滿佈，氣弱如向，頭渾口乾，不思飲，便閉，臍下結硬如塊，痰膩而厚，口膩偏偏，正不敵邪，厥脫堪憂，殊挽斷不易易，姑備一方。

西洋參一錢生切另煎汁入煎代茶　生鱉甲心四錢打　麥冬一錢半　桑葉一錢半　南赤芍二錢　枇杷葉四錢去毛絹包
原生地七錢薑汁炒　生蛤貝齒五錢打　粉丹皮二錢　辰連翹一錢水飛朱拌　白茅根一兩去心
鮮霍斛一兩打先煎　抱木茯神四錢水飛辰拌　甜杏仁三錢去衣　車前子四錢包

附外治方 両頭尖五分 延胡索四分 生枳實三分 廣木香四分

川楝子五分（打） 萊卜子四分（打） 乾菖蒲四分 台烏藥三分 用布包 河

水煎濃 用布兩塊浸湯內 候極乾熨之

念叁診　七月廿九日

脉狀韋暢不調 漸覺轉為弦數 脐下堅結亦稍消

口糜大退 舌乾燥質赤絳 少津液 疹瘖瘢兩佈較

能安寐 病延四旬 陰奪在前 伏病正乏 茲恐萬分

風波方興 切勿以小效為恃 姑再勉力圖維

西洋參三分（生切 另煎沖 去水代茶） 鮮霍斛五錢（打 先煎） 粉丹皮三分 肥知母三分 枇杷叶力（去毛 布包後下）

淡元參三分（秋石三分拌） 生鱉甲（打）八錢 西赤芍五分 車前子五錢（包） 鮮蘆根去節一尺（切去節 後下）

疇人方案　卷二　十八

原生地三錢（野薔薇露沖）生石決明一兩（水飛青黛拌打包）連翹心二錢（淡竹葉卅片）白杏仁四錢

念肆診　七月三十日

伏邪重症今屆匝月癍疹痦幸得暢佈滿口糜腐

退舌絳乾降無津液臍下伏瘕絡昨又須挑之仍

堅結大便不行脈弦數無情奪精陰損邪火由湯

明退退厥三月來逐漸見輕但正不勝病陰度

依循仍得持有變遷以救斷不足之時

西洋參二錢（生切另煎沖五分代茶）條霍斛二錢　天花粉三錢　石決明一兩（水飛青黛拌打包）鮮竹葉卅片（沖）

原生地四錢（野薔薇露沖）珠連翹三錢　肥知母二錢　黑山梔三錢　西血珀四分

抗銀生地三錢　粉丹皮二錢　生鱉甲心三錢　川楝子三錢　荷花露

念伍診　八月初一日

疹瘢瘖漸得回動口糜退伏瘀日消目光漸靈病情日見轉機但大便未通滿腹低陷滿舌光紅瑩液脉弦数而勁病延三十一日陰液盡為邪火所涸連進兩日復脉意以冀積損來復然藥淺病深終恐鞭長莫及姑再勉力圖之

生西洋參一錢（另煎沖服代茶）　鮮生地一兩（洗打後下）　肥知母二錢　金銀花三錢　羚羊角一錢（摩汁）

淡元參四錢（秋石三分拌）　鮮霍斛一兩（打如泥）　白杏仁三錢（去尖）　硃連喬三錢　西血珀四分（研如塵）

原生地一兩（薔薇露三兩浸研汁沖）　生鱉甲心一兩（打）　大竹葉三錢　粉丹皮二錢　鮮竹瀝一兩（調化溫服）

念陸診　八月初二日

兩脉均得調匀按之弦數不柔邪火充斥陰液告竭幸口糜退風象已紫瘢紅疹紅瘖透足而回腹瘕已消過半無一非轉危為安之吉象但宿垢未下元虧已極病延卅二日仍防猝起風波在在加慎為要舌乾糙紅須謹守成法以冀日臻坦途

生西洋參三分（切薄片 冲盅代茶） 生鱉甲心五錢（打） 鮮霍斛五錢（打 先煎） 粉丹皮一錢半 羚羊角尖一分（磨汁）

京元參四錢（淡秋石三分拌） 原生地四錢（蛤粉炒 淡豆豉浸打汁冲） 硃連喬三錢（去心） 車前子五錢 風化硝一錢（三味同打）

鮮沙參五錢（打） 杭鮮生地一兩（洗打後下） 黑山梔三錢 淡竹叶三錢 鮮竹瀝二兩（溫化服）

念柒診　八月初三日

病情日見起色瘢疹瘖均回腹瘕大消所剩無多

按之尚堅結寐醒蝦汗腹筍低陷脈狀弦搏不柔
舌乾糙紅糜点不盡淨病經月餘氣陰俱憊腑垢
未下當此寒暖不時須格外慎護以防波折
生西洋參三錢（切片元米湯冲並炒茯苓） 生鱉甲心四錢（打） 鮮霍斛四錢（打 先煎） 黑山梔三錢 浮小麥七錢（包）
京元參四錢（拌黛） 原生地四錢（青蒿汁浸研汁冲） 抱木茯神四錢（朱砂拌） 車前子四錢（包） 鮮竹瀝三兩（燉溫二次服）
煆牡蠣一兩（打） 鮮生地一兩（打） 肥知母三錢 硃連翹三錢（帶心）

念捌診　八月初四日

伏邪重症病延廿四日猶幸化險為夷種種危象
今悉退淨無如陰氣涸極無從變復舌乾糙絳脈
弦勁而數腹痛得消腹仍癟陷小溲廿形瘦神疲

曉人心肯　卷二　十六

宿垢未下，尚慮借因變遷，不敢以病退爲可恃。

生西洋參三錢（切片另煎汁冲入服）　鱉甲心四錢（生打）　生白芍三錢（鱉血拌炒）　川通草一錢　鮮蘆根一兩（切去節打，後下）

原生地四錢（野薔薇露炙拌汁沖）　淡元參三錢（秋石水拌）　肥知母二錢　硃連翹三錢（帶心）　鮮竹瀝一兩（薑汁二分沖服）

鮮斛霍四錢（打如泥）　淡天冬三錢（去心）　火麻仁四錢（研如泥）　浮小麥五錢

初八日　照方去淡天冬、肥知母、川通草、硃連翹、蘆根，加北沙參三錢、煆牡蠣四錢、流清阿膠一錢（蛤石粉拌炒成珠）、甘草梢八分

糯稻根鬚四錢（先煎代水）

念玖診　八月初九日

脈弦勁較和，寸關尚未斂，舌苔乾光，漸潤，且有立胎之意，諸恙均能日見起色，表熱未清，病延卅七

日氣弱液枯陰本大虧之則火浮熱戀爲今之計
祇要確守成法以冀日臻坦途
生西洋參(切片另燉冲或以代茶)三錢 地骨皮三錢 硃連翹(去心)三錢 塊滑石四錢 抱木茯神(水飛辰拌)三錢
原生地(野薔薇露兩淘研織汁冲)一兩 淡元參(秋石一分拌)三錢 牡丹皮三錢 煅牡蠣(杵)一兩 鮮竹瀝(冲)一兩
生鱉甲心五錢 肥知母三錢 全瓜蔞(切打)七錢 浮小麥(包)七錢 鮮霍斛(打如泥)七錢
附方　黄芪皮三錢 生龍骨一兩 浮小麥(包)一兩 麻黄根五錢 左
牡蠣一兩 五味研末拍實　原金斛三錢 橘白一錢 鮮竹茹
三錢 三味代茶　白蜜煉乾拌入牙皂少許做成指大
條子納入穀道
卅診　八月初十日　抱木茯神(水飛辰拌)一兩 沙苑子(鹽水炒)三錢

疇人方案　卷二　廿九

脉弦勁發熱不淨寐後腿有冷汗便閉逾二旬病
延四十日虧損已極須格外慎護
西洋參三錢（切片蒸曬沖入代茶） 生鱉甲心四錢（打） 元參三錢（磬冲） 首烏四錢 牛膝三錢（鹽炒） 鮮竹瀝一兩
原生地四錢（野薔薇露一兩浸研汁沖） 功勞子三錢 知母三錢 麻仁五錢（研如泥） 依妻五錢（切如打） 元明粉三錢（調和溫服）

卅一診　捌月十二日

脉勁狀轉柔此陰氣未復之明徵無如病纏四旬
餘氣陰疼真大傷一時不易還復且逅來下水液
未清昨曾腹瘕撐脹骨痛仍須格外當心為要
原生地四錢（野薔薇露一兩浸研汁沖亦以代茶） 西洋參三錢 大麻仁五錢（研如泥） 淡元參三錢 紫石英三錢（煅）（法秋石四分拌）
鮮竹瀝一兩（二味燉溫冲服） 鱉甲心四錢（打） 郁李仁三錢（打） 肥知母三錢 川楝子三錢（以醋拌）

鮮首烏 煅牡丹(杵研先) 丹 全依妻(切勿打) 炙雞金四

卅二診　八月十四日

四旬餘病纏諸羔得安咯痰不順腹瘕消而不淨

時易作脹溲黃骨痛氣血虛腸液枯須逐漸滋養

不能攻逐宿垢也諸宜加慎　更衣丸(開水吞服)

原生地(野薔薇露一兩邊研汁沖)　生西洋參(切片泡沖並入代茶)　麻仁(研如泥)　元參　杏仁　川楝子

鮮竹瀝(二味煎湯送服)　生鱉甲(打)　川貝(去心)　雞金(炙)　滑石四　川通艸

卅三診　八月十五日

宿垢連下一無風波且病情日有起色可謂投之

是道病纏五十餘日溲黃骨痛消瘦至甚善為調

壽

養以冀早奏全功

西洋參三錢　川貝母二錢　炙鷄金三錢　川楝子三錢　廣橘白二錢

原生地八錢　海蛤殼八錢　車前子四錢　台烏藥二錢　薑半夏三錢

生鱉甲心八錢　白杏仁三錢　糯稻根鬚八錢

卅肆診　　八月廿七日

據述欬嗽頭渾餘皆安適但病後得病最防偺困

斜纏切勿泛視

西洋參三錢　川貝母三錢　桑白皮二錢　炙鷄金三錢　糯稻根鬚八錢

淡元參四錢　白杏仁三錢　馬兜鈴一錢　大腹皮三錢　生甘草一錢

海蛤殼八錢　冬瓜子四錢　料豆衣三錢　猪赤苓三錢

卅伍診　八月二十日

據述諸恙已鬆腹脹不淨暮夜頭痛欬嗽不暢痰吐白觳病後之病防纏綿勿忽

西洋參三錢（生切 多蒸）　白杏仁三錢（去尖）　瓜蔞皮四錢　香櫞皮一錢　甘草梢五分

生鱉甲心五錢（打）　海蛤殼五錢（杵）　雞肫皮三錢（去垢炙）　塊滑石四錢　建澤瀉三錢

淡元參四錢（水飛 辰拌）　象貝母四錢（去心打）　老枇杷葉三錢（去毛筋包）　鮮蘆根五錢（去節）

疇人方案卷二終　　門人毛燮元繕

疇人方案卷三

姑蘇李疇人方案目錄

弟子毛燮元錄愼夏軒

牛蒡子钱 薄荷尖八分 筍黃片钱 玉泉散(包)〤 紫貝齒两
冬桑葉三钱 牡丹皮钱 辰喬心钱 大竹葉芒 石決明(先煎)两

四診　　　四月廿五日

大便如醬舌絳尖光佈有口糜咽哽胸悶脉象弦
數白㾦隱縮本元空虛邪熱內蒸本虛標實殊屬
棘手

珠黃散乙分 鮮生地(打)两 象貝母三钱 硃灯心〤 石決明两
鮮竹瀝(先化服)两 冬桑葉三钱 淡元參(〃)三钱 玉泉散(包)四钱 紫貝齒(先煎)两
鮮石斛(打先煎)四钱 牡丹皮(〃)钱 辰喬心三钱 方通艸七分

五診　　　四月廿六日

舌苔已退光絳起刺口乾少津脉来稍緩有寐有
醒小溲不多病象略見平隱無如本元空虛尚恐
熱戀變遷擬再清化

鮮石斛（先煎）四錢　淡元參三錢　金銀花三錢　方通艸一錢　象貝母三錢
鮮生地（打）四錢　冬桑葉三錢　硃連喬三錢　車前子（包）三錢　竹二青二錢
玉泉散（包）四錢　牡丹皮二錢　硃燈心一錢　珍珠母四錢　鮮竹瀝（冲）一兩

六診　四月廿七日

口糜已少舌苔質絳略潤身熱日見和平脉来緩
数大便自行色黑小溲尚利欬嗽痰聲病久元虛
仍宜小心調養否恐反復變端擬再清化

鮮石斛四 玉泉散丹 大杏仁三 牡丹皮三 廣橘白
鮮生地丹 竺黃片三 珍珠母丹 金銀花三 鮮蘆根丹（去節）
淡元參三 象貝母三 西赤芍三 硃連喬三 川通草
七診　　四月廿九日
大便溏黑中夾結糞頗多舌苔見化而口糜亦減
身熱和淡脉来和緩病象已見佳兆但今兩頤作
腫餘毒留戀防轉外恙擬再清化
鮮石斛（先煎）三 牡丹皮三 象貝母三 淡元參三 玉泉散（包）
鮮生地 金銀花三 西赤芍三 石决明丹（先煎） 絲瓜絡三
冬桑葉三 硃連喬三 川通草 紫貝齒丹 海藻

蔣右　任神道街　八月十七日　李曉人診

伏邪發為間瘧瘧未三次即止以致邪未外達加以氣失流通四肢麻木癱瘓氣時上升痰亦隨之上逆逆則口呆目載舌苔白膩中黃脈來沃濇年已五十五最恐喘厥十分險重切勿忽視姑擬通降

上沉香　香獨活　杜蘇子　川牛膝　延壽丹
鮮竹瀝　西赤芍　旋復花　宣木瓜　栝蔞果
白石英　威靈仙　代赭石　絲瓜絡

二診　八月十八日

胸脘痞悶氣時上升舌苔白膩中絳脈象沃濇大

便不通四肢麻木無力舉動年已五十五病此痿
癱加以氣失流通最恐喘厥十分可憂
上沉香　代赭石　枳殼片　杏仁泥　指迷茯苓丸
鮮竹瀝　括蔞果　廣鬱金　柏子仁
旋覆花包　薤白頭　方通草　乾菖蒲
三診　　八月十九日
舌苔白膩已化中絳少津胸悶氣易上升大便旬
餘未行間有矢氣脉象稍調腸胃窒塞年高之體
最恐陽塞擬再通降
括蔞果　鮮首烏　郁李仁　真鬱金　鮮芦根去節

薤白頭　柏子仁　苦杏仁　萊卜子　水炙紫菀
鮮生地　火麻仁　枳殼片　方通艸

四診　八月廿日

通陽洩濁之後氣未上升大便欲解不行肛門覺痠矢氣時有舌化質紅脉未濡緩胃氣失降大腸乾燥秘再通降

栝蔞果　鮮首烏　萊卜子　油當歸　水炙紫菀
薤白頭　元明粉　火麻仁　單桃仁　鮮芦根
鮮生地　枳殼片　方通艸　柏子仁　鮮荷梗

五診　八月廿一日

大遍便已通溏中挟结解而不多舌苔净化质尚色
紅脉来濡缓心胸尚覺不寬欬痰不爽四肢無力
擧動病象略見鬆動拟再通降
鮮生地　柏子仁　生紫苑　西赤芍　益元散
鮮首烏　栝蒌果　苦杏仁　方通艸　海浮石
鮮芦根　薤白頭　油當歸　黑山梔　炒桑枝

周左　住平江路　九月初一日李疇人診熱1025度
秋温引動伏邪病經廿三日曾見白痦二次便通
溏薄近数日内二月灼灼有光言語聲高手指搐
搦令出鼻血甚多唇焦舌绛少苔脉象左部沉细

左弦滑數痰吐粘膩症脉研究陰分暗耗邪熱内蒸生痰大有風動之兆正在危急之時勉擬養陰清化

香犀尖粉八分　赤芍藥三钱　竺黄片三钱　黑山栀三钱　細生地四钱

枇杷叶露冲入化服

濂珠粉二分　牡丹皮三钱　黛蛤壳一两　硃茯神四钱

鮮生地打一两　紫貝母象一两　鮮藕節三个　蘆茅根去節心各一两

二診　九月初二日　熱服

昨投養陰清化法後夜寐頗安大勢較平鼻血告止便溏亦停舌绛較淡稍佈薄苔脉象弦數畧緩痰吐尚爽病象畧見平淡但病久陰傷痰熱尚恋

尚恐反復生變拟以成法加減　茅芦根（去節）各五

濂珠粉三分　細生地四　西赤芍三　竺黄片三　象貝母三

枇杷葉露（化服）二兩　玉泉散（包）五　牡丹皮三　黛蛤殼五　黑山梔三

鮮生地（打）五　淡元參三　紫貝齒五　石決明五　硃茯神四

三診　　九月初三日　熱 101.6

近二日内漸有安寐舌苔薄黄脉来左細右弦数

度較緩大便不行小溲不爽腹中作脹矢氣間有

欬嗆綿綿痰吐較利病象雖見鬆動而少陰已耗

肺胃熱留戀擬再養陰化熱

鮮生地五　生草梢三分　苦杏仁三　大竹葉廿片　生蛤殼五

細生地五 冬桑葉三 火麻仁三 紫貝齒丹 珠珍母丹
小木通一 枇杷葉（去毛筋包）三 玉泉散（包）丹 川象貝各三 蘆茅根（去節心）各丹

四診　　九月初四日　　熱1006

舌苔薄黃尖絳起刺脉來尚數大便不通小溲澀
痛欬嗆陣陣痛象漸漸鬆動痰熱留戀肺胃擬再
清化但病久傷陰能勿再生枝節乃幸　鮮蘆根（去節）丹
鮮沙參（打）丹 淡元參三 苦杏仁三 生蛤殼丹 玉泉散（包）丹
鮮生地（打）丹 冬桑葉三 火麻仁三 海浮石四 淡竹葉三
細生地五 枇杷葉（去毛包）三 川象貝各三 珍珠母丹 小木通一

五診　　九月初七日　　熱994

身熱逐步和淡舌苔漸歸正色大便未通欬嗆不淨脉來較緩病象漸見鬆動肺胃餘熱未淨拟清理

鮮沙參（打）丹 鮮竹葉芯 玉泉散（包）丹 川象貝各三 栝蔞果（打）四
鮮生地（打）丹 淡元參三 肥知母三 黑山梔三 大麻仁（打）三
鮮芦根（去節）丹 細生地四 生蛤殼丹 西赤芍三 苦杏仁三

汪太太　住任蔣橋　九月五日　李疇人診

始則傷風繼則瘧疾瘧止之後胸仍痞悶舌苔黃膩口味作甜胃呆易噁脉象沉細耎弱昨又腹痛大便先乾後溏小溲不多種種症象不外痰濕蘊蒸但年已五十五病起月多枝枝節節胃氣不來

恐其虛脫亟宜化痰理濕以治病之起源

製半夏錢半 香谷芽三錢 滌胆星七分 白蔻仁（打）七分 陳佩蘭（後下）錢

白朮（茯苓）皮錢 枳殼錢半 象貝母四錢 苦杏仁錢 越鞠丸（包）四錢

廣陳皮一錢 廣鬱金錢半 建麯四錢 炒苡仁四錢 車前子（包）錢

二診　　九月七日

胸部痞悶食不易下且易作噁舌苔白黃口味甜膩脉象沉細耎弱大便今適二次溏厚年高病久痰濕中阻胃氣不復虛脫可憂擬再理濕化痰宣通中焦以冀勉回

生茅朮錢半 廣陳皮一錢 象貝母錢 砂仁末八分 香谷芽三錢

製半夏錢半 生紫菀錢半 陳胆星七分 雞內金三錢（拌炙） 薤白頭一錢
白茯苓三錢 苦杏仁三錢 廣鬱金一錢 白芥子（焙）七分 乾菖蒲一錢

三診　　九月九日

胸悶稍覺移下，舌苔白多黃少，口味仍甜，胃呆易噯，夜少安寐，今覺頭痛，大便二日未行，脉仍細耎，年高病久，痰濕中阻，胃氣失通，擬以通降。

括蔞皮三錢 左金丸（包）七分 新會皮一錢 廣鬱金錢半 北秫米（包）三錢
薤白頭錢半 生茅朮錢半 香谷芽五錢 鮮佛手錢半 夜交藤三錢
宋半夏錢半 製川朴八分 枳殼片錢半 乾菖蒲一錢 茯苓神（辰拌）各三錢

四診　　九月十一日

舌白稍薄口甜較減泛噁痰吠不已胸脘悶脹大便四日未行小溲亦長廿脉象濡耎痰溼固結不解年高病久恐其不支亟再蹤化

生茅术錢廣陳皮錢陳香櫞錢車前子包三錢真玉金錢

製川朴七分砂仁末八分大腹皮三錢枳殼炒錢全瓜蔞打四錢

製半夏錢雞內金拌炙三錢九香蟲焙錢醫統沉香化氣丸包四錢

五診　九月十三日

舌苔漸化口膩微甜胃納稍佳脘腹有時仍脹大便欲解未行脉來較揚病象雖見佳兆但年高病久尚未可恃擬再蹤適　醫統沉香化氣丸包四錢

生茅朮錢半 製半夏錢半 陳香櫞錢半 枳殼片錢半 火麻仁三錢打

製川朴八分 全瓜蔞四錢打 青陳皮各一錢 廣玉金一錢 柏子仁三錢

小川連八分金汁炒 雞內金三錢 九香虫一錢焙 佛手片錢半 車前子三錢包

六診　九月十五日

舌苔化薄口味仍甜膩痰不淨大便不通脉仍濡小胸部雖寬腹仍膨脹年高病久濕滯交阻擬再

味通　麻仁丸四錢包 萊卜子三錢打

老蘇更錢半 製半夏三錢 雞內金三錢 九香虫一錢焙 豬赤苓各三錢

製川朴一錢 大腹皮三錢 陳香櫞錢半 車前子三錢包 全瓜蔞五錢元明粉一錢同打

七診　九月廿二日

大便連通溏膩如醬舌苔化薄痰吐不爽胃納較佳胸部較舒脉未較調夜少安寐晝反嗜臥病象見鬆腸胃尚未恢復原狀擬再和胃潤腸

法半夏二 杜蘇子三（炒） 火麻仁四（打） 苦杏仁三 九香蟲半（焙）
北秫米三（炒包） 萊卜子三（打） 瓜蔞仁四（打） 生薏仁三 車前子三（包）
茯苓神各三（辰拌） 白芥子半（焙） 郁李仁三 熟薏仁三 石決明五
夜交藤三 青蒿子三 柏子仁三 生龍齒五

周振英　住蒲林巷　十月六日　李晴人診

時值暑寒又加煩勞血又復吐先紅後紫今尚不淨舌苔黃膩脉象右大於左腹鳴脘瘦氣不攝血

擬以和血　　懷牛膝三錢

參三七末五分（先化服）當歸鬚二錢　女貞子三錢　側柏炭錢半　生地黃三錢

荳花露一兩（沖）赤白芍各三錢（全ッ）墨旱蓮三錢（全ッ）方通草一錢　小薊炭三錢

黛蛤殼一兩　珠珍母一兩　藕節炭錢半　黑山梔三錢　廣橘絡一錢

二診　　十月初七日

滿口血頗多今已告止喉痒不已舌化前半脉象

右大肺金有熱擬以清降

鮮生地（打）一兩　十灰丸一兩（包）　小薊炭三錢　方通草一錢　鮮芦根（去節）一尺

鮮沙參（打）一兩　黛蛤殼一兩　生苡仁三錢　黑山梔三錢

玉泉散一兩（包）　象貝母一兩　珍珠母一兩　竹二青三錢

疇人方案　十二

三診　　十月初八日

血暫告止喉癢不已今又腹中不舒大便自通舌苔薄黃脉象和緩有時火升擬再清潤疎通

南沙參三錢　女貞子三錢　鷄內金三錢　生龍齒五錢　益元散包以　黛蛤殼五錢　墨旱蓮三錢　枳殼一錢　生苡仁三錢　川象貝各三錢　珍珠母五錢　小薊炭三錢　小青皮一錢　竹二青三錢　大杏仁三錢

四診　　十月初九日

喉癢減而不淨腹痛鬆而不已舌苔根黃脉象較緩大便不暢小溲不爽擬以成法加減

南沙參四錢　甜杏仁三錢　竹二青一錢　枳殼一錢　益元散包三錢

肥玉竹三錢 黛蛤殼四錢 青陳皮各二錢 川貝母各三錢 方通草一錢
括蔞皮三錢 珍珠母四錢 雞內金三錢 生龍齒四錢 小薊炭三錢

五診　十、初十、

大便今通腹部已舒舌苔化薄脉象略緩惟痰紅
不淨溲仍不爽擬再清化

南沙參四錢 細生地三錢 小薊炭三錢 茜草炭二錢 鮮竹茹一錢
肥玉竹三錢 黛蛤殼四錢 女貞子三錢 川貝母各三錢 車前子三錢（包）
十灰丸七錢（包） 珍珠母四錢 墨旱蓮一錢 方通草一錢

六診　十月十一日

晨起痰中夾血色紫一次喉痒大减夜熱不清舌

苔薄黄脉象細小右大於左肺胃内熱未清擬再

清化　小薊炭三錢　鮮芦根去節一兩

南沙参四錢　香青蒿三錢　黛蛤殼一兩　括蒌皮三錢　黑山梔三錢

肥玉竹三錢　淡元参三錢　川貝母各三錢　竹二青二錢　車前子包三錢

炙鱉甲四錢　細生地三錢　枳殼片二錢　方通草一錢　十灰丸包一兩

七診　十月十二日

痰中夾血偶仍發現咳痒不淨夜熱較淡舌苔根

黄大便閉結脉象較大略振擬以清潤

鮮沙参去芦一兩　十灰丸絹包五錢　炒丹皮二錢　全瓜蔞打四錢　鮮芦根去節一兩

鮮生地打一兩　炙鱉甲四錢　小薊炭三錢　黑山梔三錢　杏仁泥三錢

玉泉散包七分香青蒿三分西赤芍炒三分枳殼片二分方通草一分

八診　　十月十三日

大便今通頗暢夜熱亦淡喉痒日減古苔不清脉象和平痰紅不淨肺胃餘熱不淨擬再清化

鮮沙參打七分十灰丸包四分牡丹皮炒二分方通草一分蘆茅根去節心各四分

鮮生地打四分炙鱉甲四分黑山梔三分竹二青三分

玉泉散包七分香青蒿三分西赤芍炒三分塊滑石四分

九診　　十月十四日

大便又通夜熱日淡喉痒日減痰紅日少舌苔日化脉未較振擬以成法加減

南沙參四錢 十灰丸三錢（包） 炒丹皮錢半 方通艸五分 女貞子三錢

鮮生地五錢（打） 炙鱉甲四錢 西赤芍（切）三錢 黑山梔三錢 墨旱蓮錢半

玉泉散七錢（包） 香青蒿三錢 黛蛤殼五錢 竹二青錢半 蘆茅根各五錢（去節心）

十診　　十月十五日

大便日通　夜熱已退　舌化　脉緩　痰紅式微　病象日

見佳兆　餘熱不清　擬再清化

南沙參三錢 十灰丸五錢（包） 黛蛤殼五錢 女貞子三錢 西赤芍（切）錢半

細生地三錢 炙鱉甲七錢 竹二青錢半 墨旱蓮錢半 淡元參三錢

玉泉散四錢（包） 青蒿三錢 小薊炭錢半 側柏炭三錢 淡秋石四分（拌）

十一診　　十月十六日

諸恙見鬆痰紅不淨舌苔根黄脉象和緩擬清化

南沙参三錢　玉泉散四錢(包)　小薊炭三錢　赤芍炭三錢　黛蛤殼四錢

原生地四錢　女貞子三錢　茜草炭一錢　丹皮炭一錢　炒淡芩一錢

鮮金斛(打)　墨旱蓮一錢　側柏炭三錢　藕節炭四錢　淡元參三錢(秋石拌)

十二診　十月十七日

大便今日未行近日每易夢遺痰紅不淨肝腎蘊熱不清擬再清化

益元散四錢(包)

南沙参四錢　淡元參三錢(秋石拌)　南芡實三錢　女貞子三錢　側柏炭三錢

原生地四錢　川黄柏一錢　湘蓮肉三錢　墨旱蓮一錢　藕節炭四錢

鮮金斛(先煎)　肥知母三錢　川楝子三錢　小薊炭三錢　枳殼片一錢

十三診　十月十八日

大便今通不暢舌苔根黃脉象濡小痰紅少而不清口膩胃納不佳擬再清理

南沙參四錢　戊己丸三錢（包）　赤白芍各三錢　小薊炭三錢　枇杷葉二張（去毛絹包）

小生地三錢　廣橘白一錢　川楝子三錢　側柏炭三錢　川石斛四錢

淡元參三錢（秋石五分拌打）　料豆衣三錢　女貞子三錢（墨旱蓮三錢同打）　生苡仁三錢

十四診　十月十九日

便通不暢舌苔黃膩痰紅未盡胃納略佳脉象和緩擬再清理　薏苡仁四錢

川石斛四錢　戊己丸三錢（包）　女貞子三錢　側柏葉三錢　淡秋石五分

小生地四　料豆衣三　墨旱蓮錢（含ソ）　枳殼片錢　石決明（拌炒）丹
淡元參三　廣橘白丁　小薊根三　括蔞皮三　生蛤粉丹

十五診　　十月廿日

疾紅已淨，舌苔化薄，大便不暢，胃納略佳，脈象和緩，擬以清理

川石斛四　淡元參（枯芩拌炒）三　生蛤（包）粉丹　側柏葉三　生苡仁三
生地黃四　料豆衣三　珍珠母丹　枳殼片錢
戊（包）己丸錢　廣橘白丁　小薊炭三　全（打）瓜蔞四

周左　文衙弄　十月廿日　李疇人診

伏邪晚發，內蒸不達，化火劫津，舌苔焦黃，脈象弦

數神昏糊語腹部拒按大便曾通今聞欬嗽不爽
今交二候脅陷變端轉瞬可憂

珠黃散一分（先化服）　鮮生地五錢　象貝母三錢　紫貝齒五錢　涼膈散（包）五錢
鮮竹瀝五錢　生石羔五錢　苦杏仁三錢　石決明五錢（先煎）
鮮霍斛（先煎）五錢　肥知母三錢　黑山梔三錢　硃連翹三錢

二診　　十月廿一日

昨藥之後大便已通腹部較軟小溲較長脈數略
緩舌質較潤糊語已止神志尚未清醒欬痰較爽
病象雖稍輕而邪熱尚盛今已半月仍未可恃
鮮霍斛（先煎）肥知母（切）三錢　紫貝齒（先煎）五錢　硃連翹三錢　鮮竹瀝五錢

鮮生地一兩　象貝母三錢　石決明一兩（打）　陳胆星八分
生石羔一兩　大杏仁三錢　黑山梔三錢　凉膈散四錢（包）

三診　　　十月廿二日　脈下熱以度

糊語雖止神志尚未清楚大便連通如醬腹部按之不痛舌化前半根苔灰垢脈象弦數身熱較暢畧有汗出欬痰雖爽而不会吐痰熱內蒸今交十六日尚未脫脫險姑再擬方

濂珠粉八分　鮮生地一兩　象貝母四錢　石決明一兩（打）　鮮芦根一兩（去節）
鮮竹瀝一兩（先化服）　生石羔一兩　大杏仁三錢　黑山梔三錢
鮮金斛一兩（先煎）　肥知母三錢　紫貝齒一兩（打）　硃連翹三錢

四診　　十月廿三日　　脈下熱以度

昨药之後徧体汗出熱勢甚壯神昏畧清迷卧不已舌苔灰黄脉象弦數白㾦見而不多病雖稍達邪熱化已經燎原仍恐厥變

鮮金斛（先煎）一兩　肥知母三錢　象貝母三錢　遠志炭一錢　黑山梔三錢

鮮生地（打）一兩　冬桑葉三錢　苦杏仁三錢　石決明（先煎）一兩　硃連喬三錢

生石羔（杵）一兩　牛蒡子（炒研）三錢　竺黄片三錢　紫貝齒一兩

五診　　十月廿四日　　脈下熱以度

經治四次糊語雖止汗雖遍體熱勢雖淡而神昏迷卧依然舌仍焦黄脉仍弦數白㾦畧多伏邪内

蒸化火傷陰，今已十八日，喘厥變端，仍屬可憂。

紫雪丹二分　鮮金斛（先煎）八錢　黑山梔三錢　石決明（打）五錢　鮮蘆根（去節）四錢
鮮石菖蒲（打汁化服）五釐　生石羔（打）五錢　硃連喬三錢　象貝母三錢　大竹葉卅片
鮮生地（打）五錢　肥知母三錢　紫貝齒（打）五錢　苦杏仁三錢

六診　　十月廿四日　　脈下熱97.4度

清閑之後，身熱已退，神志較清，舌苔根中尚厚，脈來已緩，大便未行，欬痰較爽，病勢雖已轉機，餘邪尚多，仍未可忽，擬再清化。

鮮金斛（先煎）四錢　肥知母（切）三錢　石決明四錢　硃連喬三錢　鮮蘆根（去節）五錢
鮮生地（打）四錢　象貝母三錢　紫貝齒四錢　生蛤殼四錢

玉泉散包丑　大杏仁三　黑山梔三　大竹葉卅片

七診　　十月廿六日　　脈下熱100度

身熱朝退午來交暮仍盛舌化邊尖中根仍灰脈象帶數大便未行呼吸較順病象雖已轉机陽明餘熱尚多擬再養陰清化

鮮金斛先煎丑　西赤芍三　天花粉三　大杏仁三　鮮蘆根去節丑

鮮生地打丑　玉泉散包丑　黑山梔三　生蛤殼丑　大竹葉卅片

香青蒿三　肥知母切三　象貝母三　石決明丑

八診　　十月廿七日　　脈下熱99度

痰熱內戀肺胃身熱朝衰午尚不淨欬嗽痰聲漉

㵐舌化前半根灰不清脉象尚數大便不通病雖轉机但已三候陰傷熱戀仍恐虛變

鮮金斛（先煎）七分　象貝母三錢　肥知母三錢　西赤芍三錢　鮮芦根（去節）一兩

鮮生地（打）一兩　苦杏仁三錢　黑山梔三錢　珍珠母一兩

青蒿子三錢　生蛤殼一兩　括蔞根四錢　玉泉散（包）一兩

（註）　以下皆守養陰清化法

周仲梅　河東巷　十月廿四日　　曹鳴高診　熱仍復發熱四日熱壯至甚全無汗泄大便不暢少腹拒按矢氣頻轉舌黃垢边尖紅脉弦滑數氣機不順易於上頂温邪挾熱痰滯交阻陽明法宜宣洩

疇人方案　卷二

疏導以防熱盛昏陷

淡豆豉三錢（三味全打） 上川連五分（鹽水炒） 硃連喬三錢（帶心） 花檳榔錢半（打） 硃滑石四錢

黑山梔三錢 江只殼錢半（打） 全瓜蔞五錢（打） 萊卜子二錢（打） 薄荷葉七分（後下）

西赤芍三錢 白杏仁三錢（去心） 鹽半夏錢半 車前子四錢（包）

二診　　十月廿五日　李疇人診　熱103

前病本元未復而又同房身熱又作頭痕胸悶氣
逆陣陣舌苔黃膩咳痰易嘔脉象左細右弦而數
兩足不溫小溲始則不爽大便曾通不暢病交五
日日夜無寐邪方鴟張昏陷變端可憂之至

川桂枝三分 黑山梔三錢 宋半夏錢半 兩頭尖三錢（包） 紫貝齒一兩（打）

西赤芍三錢（人參） 炒香豉三錢（全打） 青陳皮各一錢 車前子三錢（包） 硃茯神四錢
旋覆花二錢（包） 代赭石四錢 真玉金一錢 枳殼片二錢 玉樞丹末（先化服）二分

三診　　十月廿六日　　熱104

昨藥之後汗出遍体夜寐稍安便通溏薄仍不
爽頭脹胸悶減而未淨舌苔尖絳根中苔黃口乾
引飲脉來較調仍數兩足已温身熱晷淡復病六
日雖見鬆動尚未足恃仍恐昏陷

原金斛三錢（先煎） 白蒺利三錢 苦杏仁三錢 兩頭尖三錢（包） 紫貝齒四錢（杵）
炒香豉三錢 冬桑葉三錢 象貝母三錢 硃赤苓三錢 辰灯芯一錢
黑山梔三錢（全打） 生紫菀二錢 車前子三錢（包） 更通草一錢 絲瓜絡二錢

四診　十月廿七日　熱103

汗常溱溱白痦見而不多頭脹較鬆胸悶不爭大便欲解未行矢氣連連舌苔黃膩脈象弦數復病今交一候邪稍見達正在緊要關頭最恐變端

原金斛三錢　白夕利三錢　象貝母三錢　煅石決五錢（先煎）　大腹皮三錢　淨蟬衣八分　冬桑葉三錢　苦杏仁三錢　硃灯芯五分　青陳皮各一錢　牛蒡子三錢　生紫菀一錢半　紫貝齒一兩　硃茯神四錢　車前子三錢

五診　十月廿八日　熱102.8

白痦稍多頭脹胸悶較鬆舌黃化薄口乾較減大便未行小溲較爽脈來仍數復病今交八日邪漸

外達仍宜小心看護否防瘖隱變端再擬養陰清化
原金斛三錢先煎 白夕利三錢 廣陳皮一錢 紫貝齒五錢 絲瓜絡二錢
冬桑葉三錢 象貝母三錢 川鬱金一錢 石決明五錢
牛蒡子二錢 苦杏仁三錢 車前子三錢包 硃茯神三錢

六診　　十月廿九日　熱 100.8

身熱漸淡頭胸皆鬆舌苔化薄口乾漸減脈象漸緩大便未通小溲較多病象漸見轉鬆邪未盡達仍宜小心擬再養陰清化
原金斛三錢先煎 白夕利三錢 黑山梔三錢 石決明五錢 益元散四錢包
冬桑葉三錢 象貝母三錢 炒知母三錢 絲瓜絡二錢

牡丹皮钱半苦杏仁三钱紫貝齒八钱硃灯芯二扎

七診　　十月廿日　熱99.4

身熱逐步平淡舌苔日見化薄脉来較緩胸腹皆舒大便未行矢氣連連病象日見鬆動餘邪未楚之仍宜謹慎否恐反复

川石斛四钱黑山梔三钱新会白一钱石決明八钱益元散四钱

冬桑葉三钱象貝母三钱西赤芍三钱硃茯神四钱

牡丹皮钱半苦杏仁三钱紫貝齒八钱硃灯芯二扎

八診　　十月廿一日　熱99.

舌化頗薄口乾大減脉緩和緩夜寐得安大便未

行矢氣時有病象日見佳兆餘邪未楚擬再清理

川石斛四 黑山梔三 火麻仁三 香谷芽四 鮮蘆根（去節）一尺

冬桑葉三 象貝母三 瓜蔞仁三 枳殼一

牡丹皮三 廣陳皮一 苦杏仁三 塊滑石四

朱（幼務初令郎）宋仙洲巷 十一月二日 李疇人診

身熱欬嗽不爽漉漉痰聲舌苔白糙根厚脉象弦

數神迷涕淚皆無面色青皖大便溏朓小溲不多

痰滯為風所束於肺胃亟宜疏化

小前胡三 炒山查三 浙貝齒（去心）三 冬桑叶三 車前子（包）三

生紫菀三 焦麦芽三 雙鉤（後下）一 白夘利三 玉樞丹末（化服）一下

疇人方案 十七

苦杏仁三錢　白夕利三錢　象貝母三錢　小青皮一錢　乾菖蒲泡湯五分

二診　十一月四日

神迷終日，涕淚皆無，面色青晄，有時火升，脈象細小且沃，大便膩溏，欬嗽不暢，痰聲漉漉，種種症象迷閉之兆，目今之計，當先開達。

去節麻黃三分　陳胆星一錢　苦杏仁三錢　生甘草炒五分

葶藶子焙五分　天竹黃三錢　萊卜子三錢　塊滑石四錢

三診　十一月五日

涕淚稍有，脈右仍沃，左部較暢，小溲稍多，欬嗽連連，痰聲仍有，哭聲不高，目視不靈，痰積尚多，和再宣化

冬桑葉三錢　天竺黃二錢　苦杏仁三錢　珍珠母八錢　車前子三錢（包）

生紫菀二錢　陳胆星七分　象貝母三錢　鮮石菖蒲三錢（打汁）　塊滑石四錢

四診　　十一月六日

涕淚既見又無欬嗽較昨反少痰聲依然漉漉舌

苔薄白脉象右沃左小神迷小溲如泔痰滯交阻

病已五日延恐厥閉　　礞石滚痰丸三錢（包）

去節麻黃三分　陳膽星七分　苦杏仁三錢　炒山查三錢　珠黃散乙分（煎湯化服）

葶藶子五分（焙）　天竺黃二錢　萊菔子三錢（打）　焦麦芽三錢　猪牙皂莢五分

五診　　十一月七日

大便又通兩次色尚火黃小溲尚黃欬嗽較爽舌

化前半根苔淡黃脉來和緩醒寐漸復原狀痰熱
蘊滯尚盡化擬再清理
冬桑葉三錢 牛蒡子（炒）三錢 大杏仁三錢 炒山查三錢 竺黃片三錢
薄荷葉（後下）五分 萊卜子三錢 象貝母三錢 焦麦芽三錢 猪牙皂莢五分
華左　皇廢基　十一月十五日　李疇人診
溫邪夾食病交十一日頃見面色帶青神（唇）吊齒乾
舌苔焦黑無津脉象耎數大便溏泄小溲赤少身
熱不揚胸悶煩躁症脉研究邪蒸不達陰傷液涸
昏陷厥變可憂之至　雞蘇散（包）五錢
神犀丹一粒 鮮石斛五錢 大杏仁三錢 紫貝齒五錢 黑山梔三錢

羚羊尖粉弍分（相和化服） 淡豆豉三錢（全打） 象貝母三錢 石决明一兩 硃連喬三錢
水炙紫菀錢半 冬桑葉三錢 硃灯心三寸 竺黄片三錢 絲瓜絡錢半

二診　　十一月十六日

昨約之後煩躁較減夜寐稍安今見面色略轉舌津畧有中灰未化胸部痞悶腹時不舒便通如醬肛门亦痛小溲亦痛頃診稍有汗出脉仍輭數溫邪挾滞今交十二日稍見轉机兩候関頭險要之至

神犀丹一粒 鮮石斛一兩 生紫菀錢半 黑山梔三錢 紫貝齒一兩（三味同打）
益元散（包） 川楝子三錢
羚羊尖粉弍分（相和化服） 薄荷葉七分 象貝母三錢 硃連喬三錢 石决明一兩

李一[illegible] 卷三 十九

小前胡 牛蒡子 川鬱金 大杏仁 淡竹葉

三診　　十一月十七日

舌津漸回，苔灰漸化，脉象左部較振，右仍栗數，胸仍痞悶，腹時作痛，大便連遍如醬，小溲稍多，糊語已止，寐卅長，寤微微汗出，面色較潤（指津色），治病象稍見較轉机，今交十三日，兩候關頭，能勿增变，乃有希望，擬再養陰清透。

鮮石斛（先煎） 小前胡 象貝母 石決明 益元散（包）
牛蒡子（透勿研） 冬桑葉 苦杏仁 硃茯神 淡竹葉
薄荷葉（後下） 生紫菀 紫貝齒 辰灯心 絲瓜絡

四診　十一月十八日

舌津漸多苔灰漸少汗常溱溱頸項見有白㾦胸仍痞悶腹時作痛大便溏賦小溲不多夜寐稍舒經絡仍痠溫邪病交二候方稍見達尚在緊要之時冀其逐步鬆動㾦透熱化乃幸擬再養陰清透

（先煎）鮮霍斛四錢　白夕利三錢　象貝母三錢　凍卜甲三錢　絲瓜絡錢半

（以下）冬桑葉三錢　小前胡錢半　真玉金一錢　紫貝齒四錢　益元散（包）錢半

薄荷葉一錢　紫菀茸錢半　茯苓神（各四）　石決明四錢　大腹絨錢半

五診　十一月十九日

汗常溱溱㾦點漸多胸尚痞悶舌灰化而未清津

液回而未足，脉未較暢，便泄暫止，病象漸見外達，今交半月，尚未可忽。

小前胡錢半　冬桑葉一錢　黑山梔錢半　紫貝齒一兩　益元散三錢（包）

紫菀茸一錢　象貝母二錢　碟連喬錢半　石决明一兩

薄荷葉（後下）八分　川玉金一錢　絲瓜絡三錢　茯苓神（辰拌）各三錢

六診　十一月二十日

汗常漆漆，胸仍痞悶，紅疹白痦見而不多，舌津漸還，苔灰不淨，脈未仍數不暢，腹痛已止，大便二日未行，病象雖見鬆動，但已十六日，邪未盡達，仍未可忽。

象貝母三钱　冬桑葉三钱　枳殼一钱半　紫貝齒四钱　雞蘇散四钱（包）

小前胡一钱半　大杏仁三钱　川鬱金二钱　石决明四钱　西赤芍三钱

生紫菀一钱半　苦桔梗一钱　黑山梔三钱　硃連喬三钱

七診　　十一月廿一日

紅疹白痦尚未透足胸仍痞悶舌灰已少津液未足脉來較緩大便多日未行小溲尚少病雖漸鬆邪未盡達擬再透達

冬桑葉三钱　白夕利三钱　大杏仁三钱　紫貝齒四钱　西赤芍三钱

生紫菀一钱半　苦桔梗一钱　佛手柑一钱半　石决明四钱　粉丹皮一钱半

牛蒡子三钱　象貝母三钱　淡竹葉一钱半　硃燈心二扎　雞蘇散（包）

八診　十一月廿二日

疹瘖漸多呼吸較順胸悶不淨夜少安寐舌苔不清津液不多脉象較緩腹無所苦大便不通小溲仍痛病雖鬆邪達未盡仍宜謹慎

冬桑葉三錢黑山梔三錢炒知母三錢紫貝齒丹淡竹葉二錢

牛蒡子三錢象貝母三錢硃連翹三錢石决明丹益元散如

牡丹皮二錢大杏仁三錢絲瓜絡二錢硃茯神如

九診　十一月廿三日

胸悶較鬆身熱和淡舌灰不清脉來已暢較緩小溲仍澀痛大便不通夜寐稍安餘熱未清再擬清理

務必小心風食恐反復變端

冬桑葉三錢 西赤芍三錢 炒知母三錢 淡竹葉錢半 生艸梢八分

牡丹皮錢半 象貝母三錢 天花粉三錢 小木通八分 硃滑石四錢

黑山梔三錢 大杏仁三錢 硃連喬三錢 細生地三錢

十診　十一月廿五日

舌灰已少津液已多溲痛較減大便未已脉來已暢且緩晝寢而夜反少寐餘邪未楚營衛常未恢復常態擬再清理和營

細生地四錢 淡竹葉錢半 宋半夏錢半 硃連喬三錢 絲瓜絡錢半

小木通八分（當歸鬚五分） 北秫米三錢 炒知母三錢 梗通艸八分

生草梢五分 西赤芍三錢 茯苓神各三錢 括蔞根四錢

十一診　十一月廿七日

小溲尚通大便未行舌灰不淨脈未漸緩夜仍廿

寐唇燥口碎餘熱未清擬再清理

川石斛四錢 黑山梔三錢 淡元參三錢 硃茯神四錢 鮮蘆根去節一兩

香青蒿三錢 鮮生地一兩 硃連喬三錢 肥知母三錢 大竹葉卅片

牡丹皮二錢 鮮首烏一兩 生龍齒一兩 括蔞根四錢

十二診　十一月廿九日

舌灰已化尖絳已淡津液漸回唇燥不已大便欲

解未行小溲仍痛脈未和緩餘熱未清擬再清理

鮮生地（打）兩　火麻仁三錢　苦杏仁三錢　生龍齒兩　鮮蘆根（去節）兩
鮮（打）首烏兩　瓜蔞仁三錢　大麥仁三錢　硃連喬三錢
淡元參三錢　郁李仁三錢　黑山梔三錢　硃茯神五錢

十三診　　十二月一日

諸恙皆鬆，舌化未清，脉來已緩，大便欲解未行，小溲不爽，病後腸燥，再清潤
鮮首烏兩　火麻仁三錢　大麥仁三錢　黑山梔三錢　鮮蘆根（去節）兩
鮮生地兩　瓜蔞仁三錢　苦杏仁三錢　硃連喬三錢
淡元參三錢　郁李仁三錢　硃茯神五錢　竹捲心卅支

十四診　　十二月三日

廿三

津液已多舌苔根尚不清脉未和緩大便欲解不行小溲已爽病後腸燥擬再清潤

鮮首烏兩　淡元參三錢　柏子仁三錢　郁李仁四錢　鮮芦根兩去節

鮮生地兩　天麥冬各三錢　火麻仁三錢　大麥冬仁三錢　生白蜜兩沖

黑山梔三錢　淡蓯蓉錢半　瓜蔞仁三錢　苦杏仁三錢

十五診　十二月五日

病後大腸乾燥大便欲解不行但有矢氣舌根微灰脉未小數內熱不淨擬似清潤

鮮首烏兩　淡元參三錢　郁李仁三錢全打　風化硝一錢　大竹葉卅片

鮮生地兩　瓜蔞仁三錢　大麥仁三錢　枳殼片錢半

鮮蘆根（去節）一兩 火麻仁三錢 黑山梔三錢 塊滑石四錢

王左　鎮撫司前　十二月七日　李疇人診

左手足痿耎已經九月，多近感冬溫，身熱頭痛，繼而厥閉迷卧，二日目不轉動，舌苔黃厚，脉象左細右弦，病勢十分危險，勉擬清開。

紫雪丹三分 石決明一兩 象貝母三錢 雙鉤（後下）二錢 玉泉散（包）四錢

鮮石菖蒲（打汁）八分 生紫菀一錢 苦杏仁三錢 方通草一錢

鮮竹瀝（先服）一兩 小川連（水炒）五分 小青皮一錢 硃燈心一錢

二診　十二月初八日

清開之後，夜半漸有知覺，神志已清，言語時高時

疇人方案　良三　卯

低舌苔中黄尖绛脉象细弦且数大便未通小溲
稍多病雖見鬆尚未脱險仍恐復厥變端

鮮金斛三錢（先煎） 牡丹皮錢半 大竹葉茺 雙鈎三錢 石决明一兩
鮮生地一兩 玉泉散一兩 象貝母三錢 萊菔子三錢 絲瓜絡錢半
冬桑葉三錢 炒知母錢半 苦杏仁三錢 川青皮一錢

三診　　十二月九日

身熱已退舌苔化薄尖绛不净脉象细弦新病雖
愈宿恙偏癈已成殘疾矣

照前方加香青蒿三錢 西赤芍三錢 去冬桑葉三錢 牡丹皮
錢半 大竹葉茺 萊卜子三錢

胡光臣　太子碼頭　十二月十五日　顧懷泉診

温邪外來肌表不解無汗胸悶大便不行納不思

脉形浮滑苔黄病係冬温汚継由傷裏以泄解表

邪和裏化滞

大豆卷三钱　江枳实三钱　萊卜子三钱　元胡索三钱　玉樞丹末三分

薄荷葉七分　大腹皮三钱　姜半夏三钱　焦查肉三钱

紫蘇葉七分　絲瓜絡三钱　焦六麯三钱　車前子三钱

二診　　十二月十六日

昨以透泄汗未達而痰滞亦阻胸悶異常大便不

行尚且形寒熱壯脉浮滑苔白不渴仍泛病属冬

温夹滞再以泄解之表

大豆卷三钱 小川連八分 江枳实一钱 台乌药一钱 细桂枝五分

紫蘇葉一钱 姜半夏一钱五分 尖梹榔一钱 車前子三钱 赤芍一钱

廣藿梗一钱 上沉香屑八分 萊菔子三钱 生姜屑三厘

三診　十二月十七日　李時人診

形寒發熱無汗胸部痞悶舌苔黃膩帶白脉象弦

數大便不通小溲不多夜無安寐病前跌破頭皮

是以面紅且腫年已六十以病交四日冬溫夹滞

恐其内傳昏變

叶蘇梗一钱 白夕利三钱 象貝母三钱 真玉金一钱 宋半夏一钱

淡豆豉三钱 紋秦艽钱半 苦杏仁三钱 方通草一钱 青陳皮各一钱
葱白頭三个打 炒荊芥钱半 枳殼片钱半 硃燈心一钱 麻仁丸四钱包

四診　　十二月十八日

頭面紅腫瘰痛身熱胸悶舌苔糙黄口乾易嘔脉象弦數便通不暢小溲仍少日夜無寐冬温夾滯病交五日年逾花甲恐難勝任擬以清散

鮮金斛七钱 鮮生地一两 法半夏钱半 石决明一两 西赤芍三钱
牛蒡子三钱（全打） 薄荷葉一钱（同打） 栝蔞皮三钱 硃茯神四钱 炒丹皮钱半
小川連七分（水炒） 黑山梔三钱 青陳皮各一钱 硃燈心一钱 大竹葉卅片
鮮大青一两打

五診　十二月十九日

清散之後汗出溱溱身熱和淡胸腹較舒稍有安寐舌苔化薄脉數亦緩頭面紅腫如昨冬溫夾滯病交六日雖見鬆動邪未盡達仍宜小心

鮮金斛丹　金銀花三錢　石決明丹　鮮大青丹　黑山梔一錢

（同打）牛蒡子三錢　碌連喬三錢　生蛤殼丹　鮮竹葉　荒塊滑石四錢（去殼研末）

鮮生地丹　西赤芍三錢　碌茯神四錢　（化服）葉氏神犀丹一粒

（同打）薄荷葉一錢　牡丹皮二錢　辰燈心一錢　枇杷葉露四兩

六診　十二月廿日

頭面紅腫上部稍退舌苔轉潤根中仍黃脉來尚

数便通色黑仍少安寐冬温夹滞今交七日雖漸見鬆邪伏尚多仍宜小心調治

辰拌茯苓神各三錢　神犀丹一粒（去殼研末化服）　鮮金斛七錢　鮮生地一兩　金銀花三錢　西赤芍三錢　青蒿露一兩　牛蒡子三錢（全打）　薄荷葉一錢（全打）　銖連翹三錢　牡丹皮三錢　真川連七分（水炒）　鮮大青一兩（打）　石決明一兩（拌）　黑山梔三錢　夜交藤三錢

七診　　十二月廿一日

大便又通小溲較利舌苔根中仍黃脉象弦數頭面紅腫游移不常昨夜較有安寐身熱早衰暮盛温邪留戀血分擬再清化

鮮金斛七錢（先煎）　牡丹皮二錢　金銀花三錢　西赤芍三錢　鮮大青一兩（打）

鮮（打）生地五　真川連（炒）（萸）硃連喬三錢　黑山梔（炒）三錢　玳瑁片三錢

冬桑葉三錢　石决明丹　甘中黃二錢　硃茯神四錢

八診　　十二月廿二日

頭面紅腫漸退胸腹皆舒舌苔根中仍黃脉象濡

数夜寐不長身熱早衰暮來溫邪化而未淨擬以

清化

鮮金斛（先煎）四錢　金銀花三錢　西赤芍（炒）三錢　生龍齒丹　鮮（打）大青丹

鮮（打）生地丹　硃連喬三錢　牡丹皮（炒）三錢　生石决丹　玳瑁片三錢

冬桑葉三錢　黑山梔三錢　甘中黃二錢　方通草二錢

九診　　十二月廿三日

身熱晝退夜尚不淨舌苔化薄黃白未清脉象已
緩大便又通溏膩其色如醬夜仍少寐頭面紅腫
漸退餘邪不淨拟以清理

鮮生地丹　金銀花丹　香青蒿三钱　硃茯神四钱　鮮大青丹（打）
冬桑葉三钱　硃連翹三钱　西赤芍三钱　夜交藤三钱　玳瑁片三钱
牡丹皮钱　黑山梔三钱　石決明丹　硃灯心钱

十診　十二月廿五日

熱退之後夜尚少寐噫噯不舒舌苔淨化質絳而
光脉象濡耎大便日通胃氣失降餘熱未清擬再
和胃清理

酸棗仁三錢 金銀花三錢 赤芍三錢 法半夏三錢 夜交藤

小川連五分 硃連喬三錢 牡丹皮三錢 北秫米三錢 煅瓦楞五錢

香青蒿三錢 黑山梔三錢 香谷芽四錢 茯苓神辰砂拌各三錢

疇人方案卷三終

弟子毛燮元沐手繕

疇人方案卷四

疇人先生方案卷四

徐老太太 橫塘 三月六日 迭 1028

動覺形凜身熱無汗右脇絡痛咳則更盛得飲易吐舌苔黄脈弦滑浮數大便昨通有溏有結小溲不多宿痰不安春溫痰氣交阻肺胃病起三日病名刺脇素有血症最易見紅年近花甲枯之之體未可忽視茲擬解肌宣肺通絡化痰理氣兼籌並顧

玉樞丹末三分(化服) 淡豆豉三錢 旋覆花三錢(包) 梗通草五分 水炒蔞皮二錢

枇杷葉露(冲) 黑山梔三錢 真新絳八分 青陳皮各一錢

叶氏方案卷四

川前胡〡〥　象貝母四　青葱管一枝　左金丸〤

生紫菀〡〥　苦杏仁三錢　絲瓜絡〡〥　硃灯心〤

二方　　三月七日　　熱 1034

形凛已解，身熱未退，脇痛略減，欬痰間帶紅色，舌黄稍化，口仍作乾，咳嗆減而不淨，大便昨午未行，小溲較多，夜仍少寐，春温痰氣互阻肺胃三交四日，年高勞乏之體，病此劇脇重病雖見小效，仍未可恃，擬再清熱化痰，通絡理氣，以冀逐步轉机，能

切勿增喘乃幸

珠黄散〡　旋覆花〡〥　象貝母〤　左金丸〤　括蔞皮四

鮮竹瀝（化服）一兩 真新絳一錢 梗通草七分 鮮蘆根（去節）一兩
冬桑葉三錢 青葱管三寸 苦杏仁三錢 硃連翹三錢
枇杷葉（去毛包）三片 絲瓜絡錢半 川楝子三錢 黑山梔三錢
翌日照方去珠黃散一分 括蔞皮四錢
加大麻仁三錢 全瓜蔞四錢 川石斛四錢

三方
三月九日 熱 100.4
二進宣肺通絡清熱化痰之後脇痛已止痰紅暫
淨身熱和平而眠言多煩甚以致熱度復高欬又
復盛胸悶氣急舌絳口乾脈存弦數便通如檳小
溲補多春溫病六日既衰後盛年高枯乏之體一

曹人米業卷四

庞閃頸反躁可憂

鮮藿斛　冬桑葉　宋半夏　川鬱金　旋覆花

牛蒡子　水炙紫菀　括蔞皮　象貝母　生蛤殼

薄荷葉　真川連　枳殼片　橡通草　廣橘白

硃茯神

又方　　三月十一日　　批 100·6

起度較平而又脇痛欬痰不爽氣爲不爭大便週

時未行小溲稍多舌苔黃膩口乾少津脈息弦數

春溫病交八日症勢反反復復年高恐正不體些

勝任

原金斛　旋覆花　象貝母　紫貝齒　硃灯心

上川連　絲瓜絡　黛蛤殼　硃茯神　嫩桑枝

枇杷叶蜜炙濂珠粉　川楝子　珍珠母　雞蘇散

又方　三月十二日

劑診脉象弦數已緩，身熱未退，脇痛不已，痰欬不爽，舌苔白黄，渴不欲飲，大便未行，心煩仍少寐，要長寝温邪雖解，痰氣痺絡未宣，病勢雖見轉機，尤忌痰湧嗆塞。

原金斛　旋覆花　橘白絡　川黄柏

左金丸　真新絳　象貝母　硃茯神

濂珠粉　青蔥管　生蛤殼　珍珠母
鮮竹瀝　絲瓜絡　海浮石　川通草

畢左　河西巷　五月六日　初
1035

跌仆起始，繼即發熱，頭昏異常，但頭汗出，陸續而還，神昏糊語，欬嗽不爽，腸痛腹部拒按，便溏不暢，色黑如醬，小溲赤少，脈象弦數不營，舌絳苔黃，口乾引飲，亦有捻衣摸床、手指搐搦之象，肝風躍躍，昏厥可慮。

羚羊片粉　旋覆花　川楝子　竺黃片
真川連　絲瓜絡　小青皮　陳膽星

生紫苑　苦杏仁　紫貝齒　車前子
牛蒡子　象貝母　石決明　涼腸散

二方　五月七日　杰 1046

頭昏較減　頭汗較少　糊語已止　指搐亦定　舌苔稍淡　脈仍弦數　大便先結後溏　色仍如醬　腹仍拒按　身熱尚盛　肝風雖平　邪滯充積　尚難速化　今文一
慮仍恐昏陷厥發

羚羊尖粉　牛蒡子　苦杏仁　紫貝齒　硃灯心
真川連　黛蛤殼　黑山梔　石決明　淡竹叶
冬桑葉　象貝母　大腹皮　小青皮　涼腸散

四

四八方案卷四

三方　五月八日　赵 1046

二進平肝清通之後肝風雖停身熱朝衰午盛舌
絳根黄咽紅咳痛欬嗽不爽右脇絡痛大便又通
狀仍似暗腸中不舒脉仍弦數病久八日化熱留
戀肺胃當急傳度趁此再清化

鮮沙參　枇杷叶　玉泉散　紫貝齒　硃灯心
牛蒡子　黛蛤殼　大竹葉　石決明　濂珠粉
冬桑葉　象貝母　黑山梔　車前子　金銀花露

四方　五月九日　赵 1028

热勢較衰咽紅較退舌苔稍淡欬嗽稍爽大便又

通如漿腹部按之仍覺不舒夜寐較安脉來弦數稍平病者雖見疑動邪熱尚多蘊蒸肺胃之交九日擬再清化

鮮沙參　玉泉散　黛蛤殼　鮮芦根

牛蒡子　大竹叶　金果欖　紫貝齒

冬桑葉　象貝母　黑山梔　濂珠粉

枇杷葉　大杏仁　咪連香　金銀花露

五方　　五月十日　熱四

熱勢十退去九舌苔化薄根尚黃脉來較緩大便連通其色稍淡欬尚不爽咽吹脇痛不淨夜寐

[illegible]

脈安病勢較減餘邪未楚擬再清理　王

冬桑叶　大竹叶　黛蛤壳　硃連翹　旋伏花

枇杷叶　象貝母　新會皮　紫貝齒　絲瓜絡

玉泉散　苦杏仁　黑山梔　石決明

平右　中新里　七月三日

重舌開刀之後頭昏氣逆頸旁筋脹全身絡脈抽搐

舌苔時化時佈左溜右化左化右存胸部痞悶夜

少安寐脈弦細帶數月事如常胃納不旺口味

時甜病起一年症脉研究病源在肝蓋肝主筋治

宜先平其肝肝平之後繼以補血血能充足則肝

病介作矣

羚角鎊五分　旋覆花　金鈴子　珠黄散　生龍齒

上川連五分　煅瓦楞　枸橘李　黛蛤殼　左牡蠣

生石決　靈磁石　原白芍　生鐵落　宣木瓜

二方　七月四日

昨投大劑平肝之後，經絡抽搐稍減，頭昏不已，舌苔黄，脈象弦數略緩，右半身仍覺不舒，大便乾解，小溲覺熱，昨之比較，可見病源在肝，肝火上擾，痰熱隨升松，再清降

濂珠粉三分　生石決三兩　旋覆花　原白芍一錢　歸煎五分四

卜

書

真犀黄一分 生龍齒 煅瓦楞 原白芍 綠萼梅
鮮竹瀝 石牡蠣 黛蛤殼 鏡面硃砂
上川連 靈磁石 海浮石 金鈴子

三方 七月五日

平肝清熱化痰之後夜寐較安驚惕較減痰熱稍平經絡麻痺不已胸部不寬大便不暢小溲仍熱假寐頭易昏眩嘔吐較緩舌化前半病情略見平穩擬以成法加減

濂珠粉 生石決 旋覆花 金鈴子 宣木瓜
真犀黄 生龍齒 煅瓦楞 玄胡索

上川連　左牡蠣　黛蛤殼　海浮石
鏡面硃砂　灵磁石　青礞石　鵝管石

四方　七月六日

昨夜又覺火升〻則頭脹較甚經絡麻痛依然舌化前半根苔黄膩大便三通溏不暢小溲較利脈未軟弦氣火上升蒸痰而經將到期拟以兼顧

濂珠粉　金鈴子　灵磁石　栝蔞皮
製香附　延胡索　黛蛤殼　川象貝
上川連　石決明　旋覆花　萊卜子
紫丹參　生龍齒　代赭石　陳胆星

五方　七月七日

脈弱驚惕經絡抽搐厥衰不休氣逆略平動易頭眩脈象細弦帶數手足心熱大便三通較多舌根黃厚咯痰不多肝火痰熱獨升不降連進平肝寧心清熱化痰尚合病机擬以成法加減

羚角片（磊）　生石決　炒瓜蔞　金鈴子　鏡面硃砂

濂珠粉　生龍齒　旋伏花　延胡索　川牛膝

（研分沖[illegible]服）真犀黃　靈磁石　代赭石　原白芍

（姜汁炒七分）上川連　茯苓神　黛蛤殼　當歸鬚

六方　七月八日

肝火亢極頭眩且脹心悸氣逆夜少安寐經絡抽
搐大便自通小溲尚利舌苔根黄脉息弦數時值
暑熱熱更助火大勢既盛姑再清降

鎮心丹　生石決　旋覆花　茯苓神　酸棗仁
珠黄散　生龍齒　煅瓦楞　夜交藤
鮮竹瀝　左牡蠣　代赭石　萊菔子
上川連　靈磁石　法半夏　原白芍
細木通　黛蛤散　北秫米　羚角片

七方　七月九日

大劑清降之後火勢稍平舌苔黄薄大便日通小
溲[illegible]

此人有孕者方

溲長利絡路抽搐不已夜仍少寐胃納不旺脈弱弦數略緩二又經至時當醋熱肝火難平擬再平肝化痰寧心活血

鎮心丹 製香附 生石决 法半夏 括蔞皮

珠黄散 紫丹參 生龍齒 北秫米

鮮竹瀝 金鈴子 炙磁石 夜交藤

上川連 延胡索 旋覆花 合歡皮

細木通 西赤芍 炒瓦楞 萊卜子

八方 七月十日

大便日通不暢小溲赤利經行色淡不多夜無安

痰經絡抽搐胃納不旺舌苔淡黃脈象細弦肝火
因經行而更失涵養加以天熱異常肝木挾持無
制仍再平肝寧心清熱化痰

琥珀多寐丸　旋覆花　生石決　代赭石　鏡面硃砂
鮮竹瀝　煅瓦楞　生龍齒　川牛膝　水飛青黛
製香附　金鈴子　靈磁石　括蔞皮
紫丹參　延胡索　夜交藤　萊卜子

九方　七月十一日

平肝寧心清熱化痰大劑並進之後昨夜較安肢
絡麻木搐搦胸部筋搐上下不休舌苔化膩大便

曹仁伯醫案卷四

日通小溲如常經行三日脉象細數較緩痛亦稍
見鬆動能得逐步減退乃可轉入康莊抑守成法

琥珀多寐丸　括蔞皮　金鈴子　生龍齒　鏡面硃砂
鮮竹瀝　萊卜子　玄胡索　生石決　水飛青黛
製香附　旋伏花　代赭石　靈磁石
紫丹參　煅瓦楞　川牛膝　夜合花

十方　七月十二日

大便日通乾解黃色較淡小溲通利經行四日其
色殊紅腹部舒服胸部筋抽或上或下甚則氣逆
四肢經搐舌苔既化又佈黃薄脉象如昨病時反

復乃肝失涵養之故擬存平肝宣心　淮牛膝

鮮竹瀝冲服　濂珠粉　製香附　旋覆花　灵磁石　遠志炭

鮮藕節汁　西血珀　紫丹參　代赭石　黛蛤殼

全當歸　金鈴子　生龍齒　硃茯神

赤白芍　玄胡索　生石決　夜交藤

十一方　七月十三日

宣心平肝之後夜寐較安亦覺大為稍平經絡抽搐不已舌根又黄大便日通跡來較緩經事未淨病情稍見平穩擬守成法

濂珠粉　製香附　旋覆花　灵磁石　黛蛤殼

[illegible]

十二方　七月十四日

平肝宁心爲合病机夜寐較安脇部經抽不已四
肢絡麻較減舌根薄黄大便較暢經事將淨脉弦
較緩和再守成法

濂珠粉　製香附　旋伏花　生龍齒　茯苓神
西血珀末　紫丹參　代赭石　生石决　夜交藤
金當歸　金鈴子　懷牛膝　灵磁石
原白芍　青陳皮　遠志炭　黛蛤壳

十三方　七月十五日

便通較暢脇部經抽不已舌苔根黄脉象右部仍

弦右部較緩夜寐尚無長寤經事甚淨柯再仿犀角地黄湯法和北水制火意

香犀尖粉　牡丹皮　生石决　遠志炭　元精石

濂珠粉　旋伏花　左牡蛎　黛蛤壳

鲜生地　代赭石　灵磁石　茯苓神

白芍药　生龍齒　懷牛膝　金鈴子

十四方　　七月十六日

經事甚淨大便日通舌苔既化又厚胸部筋擋食後更感凉飲較舒脉息右弦左細夜寐不安柯再清降

濂珠粉　元精石　帶心麥冬　灵磁石　代赭石
香犀角粉　原白芍　肥知母　黛蛤殼　遠志炭
鮮生地　牡丹皮　左牡蠣　生龍齒　酸棗仁
生石膏　懷牛夕　生石決　旋覆花

十五方　七月十四日

經事淨後脉絡抽搐為不甚止夜寐不長似易驚
惕飲啖稍緩舌苔似黄大便日通病久肝亢太過
是以鼓律木火通心之所不寧和胃平肝寧心

濂珠粉　紫丹參　朱茯苓　灵磁石　元精石
西血珀　酸棗仁　代赭石　左牡蠣

當歸身　遠志炭　生龍齒　淮牛夕
原白芍　茯苓神　石決明　淡秋石
十六方　七月十八日
昨夜氣又上逆，逆則驚惕少寐，寐則火升舌黃化
薄口味帶甜便通頗暢脉當細數氣火升多降少
枇杷通降
製香附　旋覆花　金鈴子　原白芍　淮牛夕
上川連　代赭石　枸橘梨　靈磁石　紫白石英
酸棗仁　黛蛤殼　綠萼梅　龍齒骨
遠志炭　珍珠母　夜交藤　茯苓神

十七方　七月十九日

氣火升多降少火升則夜更少寐寐少筋抽更甚氣逆則咽喉痞塞塞則介介如梗狀舌苔薄黄厚不寧脈象細弦思肝主筋肺主氣咽喉是肺之要遵蘇以通降降中佐以清肺

珠黄散　枇杷葉　川楝子　灵磁石　烏梅肉
鮮竹瀝　旋覆花　綠萼梅　生石决　紫石英
鮮沙參　代赭石　龍齒　懷牛夕　冬虫夏草
冬桑葉　黛蛤殼　左牡蠣　原白芍

十八方　七月二十日

通降清肺之後脘腹抽動天氣頗多而筋搐不減
咽喉氣逆舌苔頗薄脈寄細弦少腹仍覺氣動腎
水不足肝火上亢水火失交和再交合水火

酸棗仁　黛蛤殼　原白芍　夜交藤　金匱腎氣丸
上川連　海浮石　北五味　合歡皮
旋覆花　龍蓋骨　烏梅肉　紫白石英
代赭石　左牡蠣　淮牛夕　灵磁石

馬太太　景德路　八月二十七日

形寒發熱熱則頭昏胸悶舌苔白膩脈濡數肢体
痛肢痠大便不通小溲不多要寐秋涼客表加以

曹仁伯醫卷四

勞傷恐其引動伏邪連熱增發故先疏散

葉蘇梗　省頭草　枳殼　香獨活　保和丸

廣藿梗　製半夏　廣玉金　西赤苓　硃灯心

大豆卷　青陳皮　炒桑枝　絲瓜絡　車前子

二方　八月廿八日

疏散之後汗出不多熱退不淨頭昏胸悶依然如昨大便仍未小溲仍少夜少安寐體痛稍減舌苔仍白脈來較緩而仍不暢痛處雖見鬆動但伏邪乘機竊發仍恐連熱增發故以疏通

老蘇梗　薄荷梗　海南子　硃赤苓　保和丸

廣藿梗　製半夏　苿卜子　車前子
青蒿梗　青陳皮　硃灯心　炒桑枝

三方　八月廿九日

昨晚又寒而熱〻勢頗壯〻則頭昏脹痛胸悶泛噁舌白稍化腑氣濡小仍數便通不多小溲仍少体痛不淨澈夜無寐伏邪晚發病逾六日勢成傳昏厥

葉蘇梗　白夕利　青陳皮　廣玉金　炒桑枝
淡豆豉　宋半夏　海南子　硃赤苓　陳佩蘭
黑山梔　象貝母　枳殼片　硃灯心

四方　八月三十日

昨藥之後汗出依然不多身熱又裹胸仍痞悶頭仍昏脹夜寐不長舌白微黃脈濡弱大便復閉小溲特多体痛不淨伏邪晚發病交七日号召同輕重之象速起夜譫仍厥可憂藥和疏解

香青蒿　製半夏　海南子　硃茯神　絲瓜絡

淡黃芩　象貝母　枳殼片　硃灯心　越鞠丸

白夕利　小青皮　廣玉金　炒桑枝

五方　九月初一日

昨夜先寒後熱熱勢頗高頭昏脹痛異常目時上

視軋牙糊語胸部懊憹莫可言狀乾嘔連連通宵無寐肢体不舒手指搐（掐）刹診脈寸右沈似伏左細而數舌苔由白轉黃口渴不欲多飲詳由伏邪內熏引動肝木厥發之路可虞之至

羚羊尖粉三下　香青蒿　宋半夏　紫貝齒　原金斛

玉樞丹末三下（泡湯化服）　粉丹皮　北秫米　石決明　廣玉金

川桂枝三下　夜交藤　茯苓神　乾菖蒲

六方　九月初二日

昨投平肝達邪寒因熱用法後頗合病机頭痛軋牙掐搐体暫皆停懊憹乾嘔得止夜可安寐身熱

曹人云叢卷四

十五

和淡舌黄化薄脉来較暢數度亦緩病勢大見佳兆蓋伏邪晚發氣深道遠邪不易達耳嘉之體正雖敵邪每易陡起風波今幸轉危為安但邪未盡達仍未可忽

羚羊角粉　香青蒿　煨草果　原金斛
真上連　宋半夏　炒知母　紫貝齒
淡黄芩　象貝母　茯苓神　硃灯心

又方　　九月初三晨

今診脉象右部已暢左細較大數度漸緩舌苔化薄口苦作渴得飲有汗頭痛已止溲赤不淨大便

瀉者小溲忽少夜寐已安身熱十去其九病勢已鬆餘邪未楚仍宜小心否易反復生枝

鮮金斛　香青蒿　宋半夏　全瓜蔞　黑山梔
真川連　淡黄芩　象貝母　車前子　淡竹葉
黄甘菊　石決明　萊卜子　碌滑石

八方　　九月初四日

身熱全退頭昏已清大便已通乾解尚多小溲較利舌苔化薄飲未和矣漸思納穀病勢邁步見鬆但年高枯乏已耗仍宜小心一切格外清理

川石斛　黑山梔　新會皮　粳通草　益元散

香青蒿 宋半夏 香谷芽 硃茯神

西赤芍 象貝母 淡竹葉 紫貝齒

九方 九月初六日

身熱淨退之後胃納日佳舌苔淨化脉來和緩夜寐頗安大便又通軟解小溲已清原狀病已告退胃氣已來若能謹慎調攝乃可漸入康莊

川石斛 新會皮 白茯苓 梗通草 益元散

料豆衣 宋半夏 香谷芽 黑山梔

扁豆衣 象貝母 淡竹葉 絲瓜絡

沈右 禪興寺橋 八月廿七日

伏邪病經念六日身熱盛衰有汗不解痦點已佈
有回舌黄絳根苔黄脉象弦滑數近數日來小
溲癃閉大便四日未行病久元虛膀胱氣化失司症
勢陷惡為慮增呃佈糜

滋腎通關丸　細生地　陳粳米　石決明　陳麥柴
原金斛　玉泉散　大竹葉　九香蟲　蟋蟀乾（去翅足炒）
辰元參　肥知母　紫貝齒　車前子

二方　八月廿八日

數陰清化之後小溲已通三次身熱依然午盛舌
絳苔黄脉仍象數神倦嗜臥煩易耳鳴大便五日

疇人方案卷四　廿二

未行病勢雖見小效無如已經念七日元虛邪恋
最忌本元不支
原金斛　玉泉散　大竹叶　石決明　香青蒿
辰元參　肥知母　黑山梔　九香虫　西赤芍
細生地　陳粳米　紫貝齒　車前子

三方　八月廿九日

身熱朝衰午盛舌絳苔黃耳鳴神倦脈象仍數大
便不通小溲較爽病經四日陰液已傷邪熱留恋
本虛標實仍忌發蹶
鮮金斛　玉泉散　黑山梔　石決明　五仁丸

淡玄參 肥知母 川黑山梔 紫貝齒 梗通草
細生地 陳粳米 大竹葉 車前子

四方 八月三十日

舌化前半根灰苔黄身熱略淡胸腹皆舒大便仍閉小溲不多病久元虚邪熱留戀擬以清化

川石斛 玉泉散 牡丹皮 括蔞根 五仁丸
淡玄參 香青蒿 黑山梔 車前子 石決明
生地黄 西赤芍 肥知母 梗通草

五方 八月卅一日

壯熱較平舌根灰黄時有矢氣大便不通欲寄較

緩小溲稍多病久元虛如得清潤

鮮金斛　玉泉散　香青蒿　火麻仁

鮮生地　肥知母　西赤芍　郁李仁

鮮首烏　栝蔞根　黑山梔　苦杏仁

淡元參　大竹叶　石決明　車前子

又方　九月一日

身熱上午漸淺下午如昨舌根灰大便欲解未行

脉寄弦數較昨晷緩小溲週時二次病久元虛腸

胃熱猶未清如以清潤

鮮金斛　淡元參　玉泉散　火麻仁　車前子

卅八

鮮生地　天麥冬　肥知母　郁李仁　黑山梔

鮮首烏　柏子仁　瓜蔞皮　苦杏仁

七方　　九月二日

熱勢漸淡寐頗露寤清醒則精神較佳舌絳根灰

大便欲解不果脈象弦數稍緩病久陰虛熱灼腸

胃擬再清潤

淡玄參　鮮首烏　栝蔞根　大麥仁　車前子

鮮生地　玉泉散　火麻仁　苦杏仁

細生地　肥知母　郁李仁　黑山梔

八方　　九月三日　　十九

与一方異三日

舌絳根灰，口味甜膩，大便未通，小溲少利，熱度朝衰暮盛，陰虛熱忽，拟再清潤

鮮金斛　鮮芦根　郁李仁　黑山梔　潤腸丸

鮮生地　瓜蔞仁　苦杏仁　車前子　生苡仁

鮮首烏　大麻仁　肥知母　淡元參

九方　　九月四日

舌絳稍淡，根苔稍化，大便已通，乾解尚多，小溲通利，熱度朝衰午後尚盛，陰虛熱忽，拟再救陰清化

鮮金斛　玉泉散　料豆衣　大竹叶　絲瓜絡

淡元參　新會皮　黑山梔　車前子

细生地　香谷芽　肥知母　梗通草

十方　九月五日

热度渐平舌灰渐化精神较佳脉来较调小溲通利渐思纳谷病有日见佳兆但病久后虚余热未清仍宜谨慎

鲜金斛　元生地　肥知母　新会白

淡元参　玉泉散　大竹叶　香谷芽

黑山栀　炒桑枝　车前子　梗通草

十一方　九月六日

身热朝衰暮盛较前是淡舌灰为未净化便溏（通）溏

闭小溲今通二次頃覺頭痛旦胷亦痛寒陽上僭
肌膚血枯擬再養血平肝

鮮生地　石决明　香谷芽　當歸鬚　水飛滑石
原生地　料豆衣　黑山梔　西赤芍　車前子
黄甘菊　新会皮　絲瓜絡　嫩桑枝

十二方　九月九日

便通溲少多日小溲時多時少身熱上午漸退交暮仍來舌灰已化脉来漸調大病之後氣血二虧腠理不密脾胃薄弱務必謹慎寒暖飲食否易反復生變擬再請理

淡元参　石决明　炒丹皮　淡竹叶　益元散
原生地　油當归　黑山栀　瓜蒌仁　冬瓜皮
料豆衣　西赤芍　車前子　大麻仁

十三方　九月十日

舌苔淨化之後今佛新苔薄白口味漸佳餘熱漸淡大便後牙多日腹無所苦足腫減而不淨病後元虛務必謹慎一切忌發生枝節再養陰潤腸健脾

平肝

淡玄参　油當归　香谷芽　大麻仁　益元散
原生地　西赤芍　茯苓皮　大麦仁　車前子

料豆衣　扁豆衣　瓜蔞仁　冬瓜皮　石決明

十四方　九月十三日

寐易熱汗盜汗大便已通今又溏洩不多舌苔白黃膩鼻濁鏈呈腫不淨病後元虛擬再兼顧

洋玄參　浮小麥　新會皮　冬瓜皮　石決明

細生地　癟桃乾　香谷芽　茯苓皮

西赤芍　黑豆衣　扁豆衣　車前子

鍾綬之　臨頓路　十一月廿一日　二方

傷風引動痰濕由漸化熱舌絳中灰津液不潤言語牽強頭搖足振齘聲如雷間有痰聲脈象弦滑

數大〻便不通小溲也少每易不禁身熱盛寐頭面油汗年已八十三氣血不足痰濕熱有餘本虛標實喘汗而脫十分可憂姑擬急則治標清化痰熱

羚羊粉 生龍齒 象貝母 青蒿子 連翹殼
濂珠粉 生石決 苦杏仁 西赤芍
鮮竹瀝 生蛤殼 海浮石 黑山梔

初診 十月卅一日

傷風引動痰濕身熱夜盛〻則神昏迷臥間有痰聲舌苔中灰不潤脈象弦滑而數大便昨通于閉小溲不行年高病此標實本虛最易痰升喘脫

小前胡　杜蘇子　宋半夏　天竺黄　紫白石英

炒白前　白芥子　象貝母　生蛤殼　滋腎通関丸

苦杏仁　萊卜子　陳胆星　海浮石

三方　　十一月二日

熱度較平油汗較少面胸見有粉刺舌厌見化津液未潤跡象稍緩頭搖痰声未作手振較減大便未通小溲通中病有較鬆無如年已八旬外津液不足能得津回熱退乃幸茲擬養津清化

鮮霍斛　冬桑叶　象貝母　生龍齒

淡元参　粉丹皮　大杏仁　生石决

羚羊尖粉　青蒿子　生蛤壳　黑山梔
濂珠粉　西赤芍　海浮石　連蓬壳
四方　十一月三日
脉象雖大較為沉細舌苔灰黄津液乾涸言語不
清間有呃忒大便未通小溲色黄痰熱未化津液
已涸實因年已八十三正不敵邪勉治三次不克
挽回姑拟數味以備高才再酌
西洋参　鮮沙参　竺黄片　代赭石　鮮芦根
鮮霍斛　玉泉散　象貝母　生蛤壳
鮮生地　肥知母　旋覆花　海浮石

福如加珠黄散（五分）鲜竹瀝（一两）清氣化痰丸

五方　　十一月四日

舌灰稍淡津液未回言語依然不清呃忒呵欠閒

仍覺作歇寐浮取較細重按仍弦而滑小溲色黄

大便不通痰熱而濁内蒸化火耗津液不足孔

竅故易痙脉研究本虚標實正在險途不測变端

可憂之至勉擬養津扶正化痰達邪

洋元參　鲜首烏　玉泉散　旋覆花　鲜芦根

鲜生地　柏子仁　肥知母　代赭石　竹叶茹

鲜沙參　抱茯苓　火麻仁　生蛤殼

六方　十一月五日

舌苔稍化津液未回粘汗時有呼吸時頓亂脉更細大便未行小溲如昨症勢凶多吉少氣陰皆憊草木力微殊難挽回勉擬數味以盡人謀而已

西洋參　玉泉散　生蛤殼　紫白石英

真楓斛　肥知母　海浮石　冬虫夏草

黃芪皮　竹捲心　浮小麥

七方　十一月六　顧允若診

脈象弦數而促左部浮大疾駛神志時清時糊氣喘痰汁喉駒不停時作鴉聲時作息口呼吸短促

呵欠頻仍且汗出頗多津營傷亡液脫神散肝風
痰熱相煽脫象顯著危在旦夕姑以熄風化痰扶
正保脫聊盡醫心以邀天眷

人參條二錢　陳阿膠二錢　鮮生地一兩　紫石英五錢
寸麥冬三錢　生白芍二錢　鮮竹瀝一兩　海浮石三錢
五味子三分　鮮藿斛四錢　上猴棗二分沖　雞子清一個

八方　　十一月八日　李勝人診

舌灰已化津液已化津液仍少脈象沉細右調呼
吸不順神志恍惚耗汗較少大便未通溲色較淡
年高陰氣不足痰熱有餘時逢大節正在險途勉

再擬方標本同治以冀萬一之幸

羚羊尖粉　鮮生地　瓜蔞仁　生蛤殼　鵝管石末

濂珠粉　鮮沙參　火麻仁　海浮石

鮮竹瀝　鮮首烏　郁李仁　紫白石英

雅梨汁　鮮芦根　大麦仁　青礞石末

九方　十月十日

大便已通有漉有結者灰漸化津液仍乾呼吸尚覺不順神志時清時瞀脈象稍振想已盡退粘汗全止病勢雖覺平穩但大節未脫尚未可恃擬再扶正養津順氣化痰

淡元参　肥玉竹　鵝管石　海浮石　紫白石英
细生地　珍珠母　鲜竹茹　川贝母　冬虫夏草
寸麦冬　青礞石　生蛤壳　新会白　糯稻根须

十方　十一月十三日

舌灰化而未净津液稍润神志時清時瞀脉象细弦大便不畅溲赤稍淡想邪渐退無如年高氣陰不足经云人年四十陰氣一半今已八旬以天然更衛大節雖過仍恐淹淹難脱姑再養津扶正

人参鬚　元参心　川贝母　紫白石英
西洋参　大生地　珍珠母　冬虫夏草

鮮石斛　生蛤殼　竹捲心　青礞石
寸麦冬　海浮石　硃喬心　鵝管石

十一方　十一月十六日

舌灰化薄津液較潤而脉漸沉細耎弱神志恍惚形容日瘦大便色黑綿綿續下下而不多肛門紅痛種種症象病已告退而本元難支熟脱發端易如反掌細思病退而不能轉入康莊蓋因年已八旬有三之故擬再扶正救胃

潞黨參　粉甘草　山萸肉　海浮石　黄芪皮
野於术　大生地　大麦冬　廣橘白　冬虫夏草

雲茯苓　淮山藥　生蛤殼　鮮竹茹

十二方　十一月廿日

今診脈象左右較調，至數亦匀，惟形容憔悴，精神萎頓，夢寐不遑，大便仍下，小溲較少，舌苔已化，津液不多。年已八十三，精氣神本來衰弱，加以病後本元漸見難支，始再扶正養胃。

潞黨參　生熟草　棉黃芪　海浮石　紫石英

野於朮　大生地　製首烏　象貝母

雲茯苓　天麥冬　生蛤殼　廣橘皮

十三方　十一月廿七日　經鍰章診

伏邪病後熱勢已退精氣神靈而難復神倦若迷

大便自通色黑不暢小溲不多胃氣不來苔質絳

苔薄脈細而弦已延二旬外邪氣雖宏正氣已虧

八旬晉三高年延防瓜熟蒂落

西洋參　扁豆衣　茯苓神　旋伏花　煅龍齒

真楓斛　廣橘白　鮮竹茹　石決明　香谷芽

沈立群　古市巷　十月廿四日　朱鈍軒診

頸瘡腫痛俯仰不利苔黃舌尖絳形寒擬祛風辛涼

生荊芥　象貝母　延胡索　絲瓜絡　木香

薄荷尖　西赤芍　大連翹　炙乳沒

廿二

白蒺利　黑山梔　福橘络　杭菊花

二方　十月廿七日　蕭葆燕診

凜寒發熱熱不外揚脘腹疼痛欬嗽呼吸相引為痛頸右拗核腫脹顧盼不便脉栗數舌薄膩防熱熱盛增劇

秦艽　生苡仁　桂枝　製半夏　絲瓜络

蘇梗　淡豆豉　土貝　白殭蚕　嫩桑枝

桑葉　乾佩蘭　橘紅　帶皮苓

三方　十月廿八日　馮觀侯診

風邪外束痰熱内阻頸部結腫形勢散漫痠楚拘

章轉側不利形凜發熱得汗不解舌薄黃脈細弦

右帶數亟亟疎散希其清化

牛蒡子　絞秦艽　當歸　萊卜子　夏枯花

薄荷頭　白夕利　土貝　山慈姑

冬桑葉　袈天蚕　赤芍　絲瓜絡

四方　十月廿九日　朱純軒診

風溫鬱發盤頭癰結塊形長腫痕作痛形寒寒起

脈弦滑數喀痰不爽會厭紅赤浸赤擬祛風辛涼

清痰法

福橘絡　大貝　赤芍　絲瓜絡　石決明

嚋人方案卷四

荆防風　旋伏花　連喬　小木通　十八

甘菊花　黑山梔　芦根　海浮石

五方　十月三十一日

盤頭瘧服蒞丸之後痛勢略減左腹腔作瘕作痛

脉弦数舌尖绛苔薄黄咯痰不爽溲赤再和前方

增減

旋伏花　西赤芍　海浮石　小木通　石决明

福橘络　延胡索　味連喬　光杏仁　真玉金

黑山梔　象貝母　絲瓜络　天花粉

六方　十一月一日　李嚋人診無 101

盤頭癰經施軒先生醫治之後漸覺鬆動近又肝葉作痕〻及胃部作痛舌苔黄膩脉寄細弦大便溏薄小溲赤少身熱日減胃納不佳內外同病未可忽視

老蘇梗　薄荷梗　青陳皮　延胡索　硃赤苓

廣藿梗　旋覆花　枸橘李　車前子

青蒿梗　煅瓦楞　金鈴子　淡竹葉

另摩服　上烏藥　廣玉金　海南子各五分　製金柑一只

二日加醫統沉香化氣丸〇

七方　十一月三日　[illegible]

100.6

李[illegible]

廿九

肝胃氣攻入絡，過從瘦痛，舌苔根黃，脉象細數而弦，大便通而不暢，小溲不多，今晨形寒異常，伏邪乘机竊發，外感方熾，內症方張，標本須通

香青蒿　旋覆花　橘皮絡　象貝母　絲瓜絡

紋秦艽　真新絳　金鈴子　梗通草　宣木瓜

西赤芍（明礬汁三分拌）　青蔥管　延胡索　醫統沉香化氣丸

八方　十一月四日　熱98.2

寒熱退而未淨，脘腹及背痛甚，不能轉側，兩足屈曲伸則腹部更覺不舒，舌苔仍黃，脉象細弦，大便又通不暢，小溲稍多，氣痹不宣，恐其轉成腸癰

通、則不痛

旋覆花　栝蔞根　淡吳萸　九香蟲

真新絳　薤白頭　金鈴子　大白芍

青葱管　炙五靈　延胡索　車前子

五日加浮小麥

九方　　十一月十六日

脘腹及背痛仍不停汗出粘手舌苔白黃脈象細弦大便溏閉少溲肝胃氣痹滯中阻最忌痛甚致厥

原白芍　旋覆花　小茴香　南查炭　萊卜子

浮小麦　煅瓦楞　金鈴子　風化硝
瘪桃乾　青陳皮　延胡索　栝蔞果

十方　十一月七日

粘汗較少而有呃忒嘔吐挾血大便不通小溲色赤脈象細弦有時大升脘腹痛瘕形瘦脏陷肝胃氣痺滯澀中阻最忌呃汗厥脱茲擬通降

旋伏花　原白芍　廣橘白　風化硝　左牡蛎
代赭石　浮小麦　鮮竹茹　全瓜蔞　柿蒂
煅瓦楞　瘪桃乾　刀豆子　生龍齒

十一方　十一月八日　顧允若診

呃逆續連不已兩脈沉伏時作嘔吐胃氣内敗陽不化濁濁飲上干考其胃敗之原因由於肌膚之瘍毒不能化達由外入内由肌膚而入經絡由經絡而傳入臟腑四肢不能屈伸腹中疼痛等症雖發而溢汗甲紫呃嘔諸症續見者此係正氣不立内潰外脫之候也危險萬分勉力拟方以答病家求治之切亦略表爲醫之誠心耳

玉樞丹末　旋伏花　鹽陳皮　黑大豆

野薔薇露　代赭石　柿蒂　屋鈴子

烏梅安胃丸　姜川茹　刀豆子　炒赤芍

十二方　　十一月九日

按脉漸起惟少力耳嘔吐呃逆已止連得大便數次儘是宿垢但未淨盡穀得天氣而極與上焦冲逆之勢已能下趋内部邪毒漸從外達其病確有轉陰為陽之象亦大幸事也惜乎病根積深且為日已久邪勢猖獗胃氣不立祇杭少力邪勝於正須冀營血鼓動伏毒達洩于肌肉之外經絡宣暢臟氣安和方能不起風波漸入平坦也

玉樞丹末　代赭石　鹽水炒陳皮　百草霜

野薔薇露　炒赤芍　姜汁炒竹茹（鹽水炒[illegible]）　忍冬花

疇人方案卷五

淡豆豉三錢　象貝母錢　炒知母一錢　車前子三錢　焦六曲三錢

黑山梔三錢　青陳皮各錢　海南子錢　炒桑枝四

二方　　　　十二月八日　熱99.4

午後汗出遍體身熱平淡淡則頭胸皆脹不能左臥，臥則氣悶舌化邊尖中根白黃脈寄數度艱緩小溲色黃大便昨通乃矛後病六日勢有成疾淹纏之兆擬用疏通

葉蘇梗三錢　製半夏錢半　白蔻仁五分　炒桑枝四　雞內金三錢

淡豆豉三錢　青陳皮三錢　炒苡仁錢　絲瓜絡三錢　南查炭錢

黑山梔三錢　陳佩蘭梗下三錢　焦六粬三錢　車前子包三錢　越鞠丸包三錢

四

囑人去葉摘老玉

三方　　十二月九日　热 102.4

身热有汗則淡無汗則盛舌苔黄厚口膩脉象细
小溲数便溏不多胃部不寬後病七日湿热積滯
蘊蒸腸胃擬以疏化

真川連（炒）八分　製半夏钱半　枳壳钱半　南查炭三钱　保和丸四钱（包）
生紫苑钱半　廣陳皮一钱　廣玉金二钱　車前子三钱（包）
炒香豉三钱　黑山梔三钱　雞内金三钱　硃灯心一扎

四方　　十二月十日　热 101.2

身热夜盛〻則胸悶舌苔稍化欬不引飲口味苦
膩頸胸隱約红疹不多脉象细數大便灌腸

而通，下薄糞復痛，八日邪尚未達，擬以疏達

真川連（水炒）四分　宋半夏錢半　枳殼（炒）錢半　粉丹皮錢半　車前子三錢

生紫菀錢半　青陳皮各一錢　廣玉金二錢　黑山梔錢半　乾菖蒲錢半

牛蒡子（炒）三錢　苦桔梗一錢　西赤芍二錢　淡竹葉錢半　絲瓜絡三錢

五方　十二月十一日　熱 100.4

昨夜熱安寐，下午長瘖，胸悶減而不淨，紅疹稍多，四肢濕瘰作癢，舌邊尖已化，中根尚黃，脈仍細數，大便又通，溏痛九日，稍見鬆動，邪未盡達，尚未可忽

真川連（水炒）四分　牛蒡子（炒）三錢　土貝母三錢　川玉金錢半　保和丸（包）三錢

[illegible]　白

生紫菀錢半　西赤芍三錢　炒蔞仁三錢　猪赤苓各三錢　黑山梔三錢

冬桑葉三錢　粉丹皮錢半　枳殼錢半　車前子三錢（包）　淡竹葉錢半

六方　十二月十二日

述二日來病勢漸見佳兆，紅疹漸多，胸悶漸鬆，身熱漸淡，舌苔化薄，脈右較振，左仍細數，昨夜便通二次，溏厚，護病旬日，雖見鬆動，邪未淨遠，仍宜謹慎，否恐反復。

真川連（炒）八分　牛蒡子錢半　土貝母三錢　硃連喬三錢　保和丸（包）四錢

生紫菀錢半　西赤芍三錢　炒蔞仁三錢　淡竹葉錢半

冬桑葉錢半　粉丹皮錢半　黑山梔錢半　車前子（包）三錢

七方　十二月十三日

紅疹稍見回意，身熱上午已退，午後不盡，舌苔化薄，根尚黃膩，口味作甜，脈象較調，而仍覺細，大便又通，溏厚，濕熱積滯化而未淨，擬再清化。

真川連（炒，六分）　製半夏（一錢）　新會皮（一錢）　淡竹葉（三錢）　越鞠丸（三錢，包）

淡黃芩（一錢五分）　赤芍（三錢）　香谷芽（四錢）　車前子（三錢，包）

冬桑葉（三錢）　牡丹皮（一錢五分）　黑山梔（三錢）　赤茯苓（三錢）

八方　十二月十四日

紅疹漸回，身熱日退八九，胸悶漸鬆，腹部有時攻痛，大便解後則舒，舌苔日見化薄，脈象漸覺和緩

嘗人方案補錄卷

病雖漸鬆，病已十二日，二候未過，仍未可忽

真川連（炒）　新會皮一　枳殼錢半　朱赤苓三　保和丸包

淡黃芩錢半　香茶葉　廣玉金一　車前子三（包）

香青蒿三　牡丹皮錢半　炒山查三　黑山梔三

九方　　　十二月十五日

烏苔化去大半，根苔未清，口甜漸減，胃納稍佳，腹部已時不舒，大便三日未行，飲食和暖，夜寐較安。身熱十三日二候，頭能勿發端乃幸

香青蒿三　黑山梔三　砂仁末（一）　赤苓三　大腹皮三

淡黃芩錢半（炒）　竹捲心三　雞內金三（拌炙）　車前子三（包）　炒枳殼錢半

炒丹皮錢半　香谷芽三錢　青陳皮各錢　絲瓜絡三錢

十方　　十二月十六日

舌苔已化　脈來已緩　大便二日未行　腹部已暢　不能夜寐已安　精神較佳　病去二庚　日見佳兆　但本原空虛　仍宜謹慎調理

新會皮錢半　砂仁末（拌炙）五分　枳殼錢半　西赤芍二錢　炒桑枝四錢

香谷芽三錢　雞內金錢半　瓜蔞皮三錢　黑山梔錢半

香青蒿三錢　陳香櫞錢半　大腹皮錢半　淡竹葉三錢

十一方　　十二月十七日

大便已通　乾解不多　腹部已舒　時思納穀　舌苔薄

黄疸寄緩要結神漸佳寒暖飲食能自謹慎可以
漸入康莊矣

香谷芽三錢 砂仁末五分拌枳殼錢半 淡竹葉錢半 扁豆衣錢半
新會皮一錢 雞內金三錢 廣玉金二錢 黑山梔三錢
料豆衣三錢 陳香櫞錢半 大腹皮三錢 [illegible]錢半

徐四少奶 黄鸝坊 十二月十一日

身熱朝衰暮盛，盛則頭疼胸悶汗出而穀頭項隱
約白痦舌苔糙黄帶灰脈弦大帶數經事四月
未行氣下歸崇只塊少腹脹大便雷通不波尚
利伏邪乘機竊發病交九日料以宣通

小前胡 荆芥穗 金铃子 枳壳片 逍遥散
牛蒡子 象贝母 胡索 川郁金
白夕利 苦杏仁 乌药片 大腹皮

二方　　十二月十二日　初九八

自昨起气癖下距本频多中有大块三枚腹部已
软且寐有时有瘀舌苔化薄大便亦通气解脉弦
弦数较小白痞不多身热朝退暮来稍有白日稀
松練松

全当归 白夕利 女贞子 生龙齿 鸡苏散
西赤芍 乌药片 黑逍遥 煅石决明 参三七[illegible]

[illegible]

牛蒡子三 藕節炭四 茜草炭三 大腹皮三
[illegible]

再方　十二月十三日　杰 99.1

痰塊下後 腹部漸舒 胃悶不淨 白瘖續佈不多 胸膚覺癢 舌化前半 根苔帶黃 脈來尚數 小溲不多

痰血已下 伏邪未楚 擬再兼顧

全當歸三 象貝母三 茜草炭三 新絳 蘇梗
西赤芍三 枳殼三 藕節炭四 參三七三
牛蒡子三 川鬱金三 女貞子三 生龍齒四
白夕利三 廣陳皮二 墨旱蓮三 辰灯心二
苦桔梗

四方　十二月十四日　杰 100.6

痧下較少腹部已舒胸仍痞悶白痦漸多汗常溱溱舌苔根黄口渴引飲脈仍弦數大便二日未行小溲赤少伏邪達而不淨極須透達務必小心一切勿防痞隱發歸

淨蟬衣八分　象貝母四錢　全當歸二錢　紫蘇梗錢半
牛蒡子二錢　苦杏仁三錢　西赤芍二錢　塊石決明
苦桔梗一錢　枳殼錢半　薄荷草一錢　絲瓜絡一錢
白蒺利三錢　川玉金一錢　藕節四枚　硃燈心一錢

五診　　十二月十五日

汗常溱溱白痦漸多心胸仍少痞悶較鬆昨夜得

寐，舌苔根黄，口渴引飲，脈弦數軟，昨晚堰大便
三日未行，小溲週時一次，瘀下未淨，腹部尚舒伏
邪晚發，氣深遠，不易速化，務必耐心調治，謹慎
看護，使勿再起風波，逕章

冬桑葉三錢　象貝母三錢　蒿草炭錢　雞蘇散錢
淨蟬衣八分　苦杏仁三錢　藕節炭五錢　黑山梔三錢
牛蒡子三錢　杜兜鈴錢　炒金當歸三錢　朱灯心錢
白夕利三錢　川玉金錢　西赤芍三錢　淡竹叶錢

六方　十二月十六日　照 994

白瘖已佈已回，心胸痞佈，瘖向斂，顆午後先寒後

然之則頭脹耳鳴口渴引飲黎明漸退舌苔薄黄
脈象弦數較緩癖下色淡伏邪痰火二者雖漸分
達尚未可忽

冬桑葉三錢　全當歸二錢　女貞子三錢　益元散三錢
牛蒡子三錢　西赤芍三錢　墨旱蓮二錢　茯苓神各三錢
絞秦艽二錢　宋半夏二錢　茜草炭八分　煅石決明
香青蒿三錢　象貝母三錢　穭荳衣四錢　生龍齒四錢

七方　　十二月十七日

白瘖密佈胸悶已鬆舌苔化薄津液尚潤午後寒
時頗長熱勢尚盛癖下已止今又溏下色紫大便

寄人丁貢甫六表上　十

醫方考集解卷五

之不通小溲不爽伏邪雖達之而不淨兩急少陽樞

以和解

八味逍遙散 生青陳皮二錢 甘草炭一錢 生熟苡仁三錢

香青蒿二錢 竹二青錢半 女貞子三錢 茯苓神各四錢（辰砂拌）

紋秦艽（川）錢半 宗半夏錢半 墨旱蓮錢半 生龍齒 丹

東白薇（川）錢半 川貝母二錢 藕節炭四錢 甜茶一錢（酒炒）

八方　　十二月十八日

白瘖密佈之後今覺稍回胸膈稍舒午後先寒後

熱昨未發作舌苔根黄未清漸思納粥口味覺苦

脈象漸緩大便未通小溲稍多廢下或黄或紫病

象日見佳，扎邪未盡達，仍宜謹慎

八味逍遙散（包）三錢 東白薇二錢 茯苓神（辰拌）各二錢 女貞子三錢 夜交藤三錢

香青蒿三錢 宋半夏一錢 廣陳皮一錢 墨旱蓮三錢 生龍齒丹

紋秦艽一錢 象貝母三錢 茜草炭一錢 藕節炭四個 甜茶一錢（泡服）

九方　　十二月十九日

白痦漸回，身熱已退，頭胸背皆佈，大便欲解不行，疹下未淨，舌苔顯膩，嘶漸和緩，夜寐較安，病勢漸轉佳，餘邪未楚，尚宜謹慎

香青蒿三錢 東白薇三錢 茯苓神（辰拌）各三錢 女貞子三錢 括蔞皮三錢

紋秦艽一錢 西赤芍二錢 夜交藤三錢 墨旱蓮三錢 黑山梔三錢

時一月五天角恩八三

上

香谷芽四　廣陳皮一　甘草炭一　藕節炭四　（明人三分黄柏末摻舌……）

十方　　　　十二月二十日

大便已通乾解而多舌根尚化脈來和緩胸腹遍體皆舒痛尚未淨身熱已退症象日見佳兆如再清理穀營

東白薇三　砂仁末一（拌）　女貞子三　新會皮一　黑山梔三

西赤芍三　細生地四　墨旱蓮三　香谷芽四

當歸身（炒）二　藕節炭四　甘草炭一　茯苓神（辰拌）各三

十一方　　　　十二月二十一日

舌苔頗潤根黄或微脈息和平夥覺人似數少渡

精多大便下時欲解胸腹皆舒惟易心跳脐下漸少大病之後營衛之傷務必謹慎一切否易反復

生枝（砂仁壹錢拌）

原生地四 白归身三 新會皮一 甘草炭五 連蓬壳三

赤白芍各三 女貞子三 香谷芽四 藕節炭四

粟白薇一 墨旱蓮一 茯苓神四 黑山梔三

十二方　十二月二十二日

舌化津潤脈來較振煩易心宕下時思納大便欲解未行小溲昔赤脐下色紫綿綿不净和肝敦陰

固攝

原生地四 女貞子三 新會皮一 蓮蓬殼三 白扁豆三
赤白芍各三 墨旱蓮三 香谷芽五 海螵蛸切 黑山梔三
東白薇二 藕節炭四 茯苓神各三（辰拌） 茜草炭一 血餘炭三

十三方　　十二月二十三日

癖下漸止，胸悶所苦，小溲稍多，大便欲解未行，脈象漸振，舌苔頗淨，胃納較佳，夜寐不安，大病之後，營陰二傷，仍宜謹慎調攝。

生地黃四（砂仁末拌） 藕節炭四 茯苓神各三（辰拌） 料豆衣三 震靈丹三（包）
赤白芍各三 女貞子三 新會皮一 黑山梔三
全當歸三 墨旱蓮三 香谷芽四 茜草炭三

十二月二十四日

十四方

大便又通乾解頗多舌苔淨化脉来和柔胃納漸佳瘀下漸少小溲稍多擬再鞏血清理

生地黄（砂仁末拌炒）　女貞子　黑豆衣　藕節炭　震靈丹

全當帰　墨旱蓮　扁豆衣　蒿草炭

大白芍　沙苑子　茯苓神（辰拌）　陳棕炭

十二月二十五日

十五方

舌化脉調瘀下漸少胸脘皆舒胃納漸旺肌膚又現紅疹乃營分不足餘邪未楚遠進鞏血清理之後餘邪乃達是邪却正勝之兆也擬以前法加減

生地黄四錢 炒丹皮錢半 女貞子三錢 茯苓（辰砂拌）神各三錢 震靈丹三錢

全當歸三錢 黑山梔三錢 墨旱蓮錢半 夜交藤三錢

赤白芍各三錢 忍冬藤三錢 藕節炭四枚 黑豆衣三錢

十六方　　十二月二十七日

昨午自汗頗多，舌根苔黄，脉來弦數，大便艱解不行，小溲已多，冬令溫暖，營虛之體，陽不潛藏，和以清降

淡玄參三錢 東白薇錢半 生龍齒四錢 黑豆衣三錢 益元散四錢

砂仁末拌生地黄四錢 赤芍錢半 石決明四錢 藕節炭四枚 栝蔞皮三錢

全當歸錢半 丹皮炭錢半 黛蛤散四錢 黑山梔三錢

十七方　十二月二十八日

大便艱通乾解之後疲倦異常脈弦數緩舌根較

清午後內熱不淨擬再清理

白薇炭錢半　淡玄參三錢　黑山梔三錢　益元散包　淡黄芩錢半（水炒）

西赤芍三錢　生地黄四錢（砂仁末拌搗）　淡竹叶錢半　黑豆衣三錢

丹皮炭錢半　梨衣女貞三錢　茯苓神各三錢（辰拌）　生龍齒[illegible]

十八方　十二月二十九日

瘀下頗少不淨胸腹皆舒舌苔白黄脈來稍緩以

泄熱清營陰大劑柔肝養血清理

淡元參三錢　陳阿膠二錢（蛤粉炒珠）　黑山梔錢半　龍齒骨各　茯苓神各三錢（辰拌）

[illegible]　十四

生地黄五 女貞子三 淡黄芩二 左牡蠣先五

原白芍一 墨旱蓮二 茜草炭二 黑豆衣三

十九方　　十二月三十一日

大便昨通乾解頗暢痰下既少又無色鮮而淡斷

脈緩軟舌苔頗薄胃納頗佳思氣為血帥血脫必

傷氣兹擬益氣法

人參條一 四炒歸身三 遠志炭一 女貞子三 大生地一

黄芪皮三 大白芍一 酸棗仁三 墨旱蓮三 小紅棗三個

甜冬术三 茯苓神各三 龍眼肉五粒 藕節炭一 浮小麥一

二十方　元旦日

昨服歸脾湯後血下較少胃納頗佳大便又通乾解舌化脉緩心跳午日未作蓋心生血肝藏血脾統血，歸三臟主宰，擬守成法加減

人參條(另燉)一錢　大生地(砂仁拌)四錢　女貞子三錢　遠志炭一錢　浮小麥四錢

黃芪皮(蜜炙)三錢　白歸身一錢　墨旱蓮(炒)三錢　酸棗仁(炒黑)三錢　小紅棗五枚

甜冬术(土炒)二錢　大白芍(炒)錢半　茯苓神(辰拌)各三錢　藕節炭四錢　烏龍丸(包)三錢

二十一方　　一月三日

大便又通乾解胃納逐步增加舌苔淨化脉象已調瘀下大少間或黃帶心跳已止夜寐亦安擬再

氣血兩補

[illegible]

人参條五 大生地四 女貞子三 茯苓神各三 絲瓜絡三

黄芪皮五 白歸身五 墨旱蓮五 黑山梔三

野於术三 大白芍三 穭豆衣三 嫩桑枝四

二十二方　　　　一月五日

大便二日一次小溲已爽舌苔如常脈息緩和黄

帶不淨諸恙皆退大便之後氣上衝坐久腰疼必

然之事擬厚補

人参條五 白歸身四 川續斷三 女貞子三 愈帶丸四

黄蒼皮五 大白芍三 厚杜仲三 墨旱蓮五

野於术三 大生地四 金狗脊三 茯苓神各三

二十三方　一月廿八日

氣候嚴寒坐卧之間感受風寒頭痛鼻塞且有清涕夜覺舌糙口味作苦脉來常數苔下已四大便二日一次擬用疏解

薑蘇子三錢　紋秦艽錢半　廣橘白二錢　炒桑枝四錢　雞蘇散四錢包
苦杏仁三錢　黄防風錢半　枳殼片錢半　絲瓜絡錢半
白夕利三錢　象貝母三錢　廣玉金三錢　硃灯心二

二十四方　一月十二日

新感已解舌根色黄欬嗽不淨鼻有清涕大便昨通乾解脉帶數緩餘邪未楚擬用清理

葉蘇子三錢 象貝母三錢 砂仁末七分 枳殼錢半 扁豆衣三錢
白蒺藜 前錢半 竹二青錢半 雞內金（炒黃）三錢 真玉金一錢
苦杏仁三錢 廣陳皮一錢 香谷芽三錢 炒桑枝四

二十五方　　一月十八日

舌苔根黃已化 胃納頗佳 大便二日一次 脈象緩
數 小溲爽利 精[illegible]剝咳 新感雖解 陰液未復 是以
宜覺口擬以清補
人參條（另煎）錢半 原生地（砂仁末拌）四錢 宗半夏錢半 竹捲心錢半 長鬚谷芽
綿黃耆（蜜炙）錢半 白歸身（土炒）錢半 廣陳皮一錢 辰灯心一錢
甜冬术（土炒）三錢 大白芍三錢 象貝母三錢 辰元參三錢

李右　桃花塢弄　二月四日

着涼引動勞傷頭痛形寒身熱無汗骨節痠痛舌苔黄膩脈象濡數病起週時亟宜疏散

葉蘇梗三錢　小前胡錢半　香獨活一錢　枳殼錢半　絲瓜絡錢半

淡豆豉三錢　絞秦艽一錢　西赤芍三錢　廣玉金一錢

蔥白頭三個　炒荊芥錢半　炒桑枝四錢　黑山梔三錢

二方　二月五日

汗出未透便通未暢身熱仍壯頭昏胸悶舌苔糙黄口乾引飲脈來弦數小溲不多骨節痠痛勞傷着涼引動冬温氣交三日恐其昏厥未可忽視

[illegible]

曝心豈業樞要卷五　廿七

鮮金斛七錢　冬桑葉三錢　全瓜蔞四錢　鮮蘆根一兩去節

淡豆豉三錢　生梔皮三錢　火麻仁打三錢　雞蘇散三錢包

黑山梔三錢　苦杏仁三錢　車前子包三錢　石決明一兩

白夕利三錢　象貝母三錢　硃茯心三錢　紫貝齒一兩

三方　　二月六日

汗出已透遍體皆有身熱略淡體痛稍減欬痰稍爽舌苔仍黃口仍作渴小溲較多大便仍閉脈來弦數病交四日雖見鬆動邪未盡達仍未可忽

鮮金斛先煎一兩　玉泉散包一兩　粉丹皮三錢　石決明一兩　枳實導滯丸包四錢

鮮生地打一兩　肥知母三錢　黑山梔三錢　紫貝齒一兩　象貝母三錢

冬桑葉三钱　大竹葉卅片　全瓜蒌(打)七钱　大麻仁(打)三钱　苦杏仁三钱

四方　　　　二月七日　　热1018

大便已通，乾结不畅，小溲稍多，汗常漆漆，身热渐
淡，胸仍痞闷，舌根黄尖绛，口渴引饮，脉象滑数，暑
缓腹痛减而不净，寤寐長寤，冬温病交五日，继見
鬆動，邪未達，似未可忽

鲜金斛四钱　冬桑叶三钱　玉泉散(包)四钱　紫貝齒四钱　枳實導滯丸(包)四钱
牛蒡子(炒打)三钱　西赤芍三钱　肥知母三钱　石决明四钱　全瓜蒌(打)[illegible]
鲜生地(打)四钱　牡丹皮三钱　黑山栀三钱　硃連翹三钱　梗通草[illegible]

五方　　　　二月八日　　热1012　十、

疇人方案病案卷五

汗常漬漬胃仍痞悶頭脹白痞隱約不多舌絳根黄口乾引飲欬痰黏膩大便溏泄二回小溲尚利夜寐不安冬温病交六日一候關頭務必謹慎否恐變端

鮮金斛毋（全打）鮮生地毋（全打）生紫菀錢 紫貝齒毋 天竺黄三錢
牛蒡子三錢 薄荷尖七分 苦杏仁三錢 石決明毋 陳胆星五分
冬桑葉三錢 硃連翹三錢 象貝母三錢 硃燈心五

六方　　二月九日　　趙 1013

白痞稍多胸仍痞悶動則欬嗆氣机不順痰吐黏膩舌絳苔黄口乾引飲大便溏閉三日脈弦滑數

夜少安寐糊語喃喃冬温病之一症至堅要関
頭最易昏瞀
神犀丹（先化研末）鮮金斛　象貝母　紫貝齒　天竺黄
枇杷葉露（化服）牛蒡子（生打）苦杏仁　石決明　碟連喬
鮮生地（打）玉泉散（包）黑山梔　茯苓神（辰拌）
七方　二月十日　趙竹
清遠之後白瘖漸多身熱平淡胸悶不淨咳痰較
爽口乾較減舌絳苔黄脈弦滑數夜寐稍安糊語
較少病象雖見轉机与之八日邪未長遠仍未可忽
鮮金斛　玉泉散（包）黑山梔　石決明　鮮蘆根（去節）
呉介一方丟下滿安卷五
竹九

牛蒡子三錢　象貝母三錢　硃連翹三錢　生蛤殼丹　大竹葉芒

鮮生地丹打　苦杏仁三錢　紫貝齒丹　海浮石丹

八方　二月十一日　熱 98

大便已通，乾解未暢，身熱已退，胸悶已鬆，剩咳痰，

舌苔仍黃膩未鬆，緩夜寐較安，糊語已止，病能

轉機，餘邪未楚，仍宜謹慎，料再清理。

鮮金斛丹先煎　牛蒡子三錢　玉泉散丹包　硃連翹三錢　鮮蘆根丹去節

鮮生地丹打　象貝母三錢　肥知母三錢　生蛤殼丹

冬桑葉三錢　苦杏仁三錢　黑山梔三錢　珍珠母丹

九方　二月十二日

據述轉方

川石斛四錢 象貝母三錢 橘白錢半 黑梔三錢 淡竹葉三錢

冬桑葉三錢 苦杏仁三錢 蛤殼四錢 梗通錢半

枇杷葉二張（去毛筋包） 帶皮苓三錢 海石四錢 車前（包）三錢

玉源長 曹家巷 四月二十一日

頭暈身熱肢清舌黃中絳昨吐二次 寐中驚惕 脈

象弦數大便昨二未行小溲不多 二顳腫脹 風溫

夾食加以受驚病起二日 擬以疏通

小前胡錢半 冬桑葉三錢 製殭蠶三錢 紫貝齒四錢 雙鈎（後下）三錢

炒香豉三錢 薄荷葉（後下）八分 土貝母三錢 天竺黃錢半 保和丸四錢（包）

黑山梔 分 白夕利 分 小青皮 分 硃茯神 四

一味从方案補於葉老王 二十

二方　　四月二十二日

風溫夹食加以受驚是以痛方起然即見動肝之象寐中驚惕直視譫語神志時清時蒙此乃動肝確証身熱面紅二顴腹脹異嘔四次頗多大便燥解不行時思飲食等是風溫與食內蒸陽明經府之象胸悶不欬肺氣不宣之故舌絳苔黃脈象弦數一派化火之兆總而言之來勢不善最易昏厥

薄荷辛涼泄風宣肺苦降平肝通腑

羚羊尖粉 弍下　鮮生地 分　紫貝齒 分　西赤芍 分

玉樞丹末貳分（藥汁和化服） 薄荷尖五分（後下） 石決明兩 牡丹皮錢
冬桑葉錢 真川連（水炒）八分 車前子錢 涼膈散四錢（包）
黃甘菊錢 生紫菀錢 雙鈎鈎錢（後下） 全瓜蔞四錢（打）

三方　　四月廿三日

昨投辛涼泄風宣肺甚降平肝通腑之後夜得行
宿垢視聽語言略減囈語輕平今見頭暈稍退身熱
略淡神志清楚奧汗未出舌苔稍化脈弦覺緩惟
大便未行頭額之胸間痞悶而饑餓思食種種
症象肝火平而未淨溫邪食滯阻于陽明經府尚
未外達再須平肝通腑以冀邪早鬆動通達

帛、一、二三、齊、去、長、五　　廿一

羚羊尖粉六分 冬桑葉三錢 紫貝齒四錢 雙鈎(后下)三錢
真川連(水炒)八分 薄荷葉五分 石決明四錢 黑山梔三錢
生紫菀錢半 赤芍三錢 竺黃片三錢 鮮蘆根(去節)一兩
苦杏仁三錢 牡丹皮錢半 硃茯神四錢 礞導滾丸(包)錢半
外用桑芫錢半 薄荷八分 紫蘇三錢 桑葉三錢 煎取絲綿蘸熨
桔花錢半 煎湯搨腫處

四方　　四月廿四日　熱100.8

經云肝為將軍之官其性剛強二進平肝通腑之後肝火漸平夜寐較長寐後方醒之時尚易煩燥糊語未減即清舌化邊尖中根黃厚脈象弦數漸

覺緩和身熱漸淡頭脹漸平脘悶不寬腹部按之覺痞矢氣頻頻而大便猶艱未行小溲較利種種症象漸見平穩但陽明腑垢未行再須清通使勿反復乃安

真川連四分下　冬桑葉三錢　紫貝齒四錢　鮮蘆根去節四兩
生紫菀錢半　薄荷葉後下一錢　竺黃片三錢　肥知母三錢
宋半夏錢半　苦杏仁三錢　石決明四錢　黑山梔三錢
栝蔞皮打四錢　萊卜子打三錢　硃茯神四錢　更衣丸吞錢半

五方　　四月廿五日　　熱 99.8

大便已通二次溏厚色黑少腹尚覺不舒胸悶已

壽一方景南醫長方　　十二

鬆頭昏不淨舌苔化而未清糊語已止煩躁未淨脈來漸緩身熱漸淡陽明府垢下而未淨肝陽右易上僭擬再清降以善其後否恐反復生枝

真川連　冬桑葉　紫貝齒　雞蘇散
黄甘菊　牡丹皮　小青皮　絲瓜絡
石決明　黑山梔　枳殼片　鮮蘆根
白夕利　硃連喬　萊卜子　大竹葉

六方　四月廿六日　熱 9% 4

大便連通廿腑數舒舌苔已化脈來緩表熱漸退內熱未清頭昏輕減舒無所苦病形日見佳兆餘

邪未楚尚宜謹慎風食否恐反復而再清理

小川連 白芍 青陳皮 灯心 淡竹葉

黄甘菊 砂仁末拌炒 其谷芽 絲瓜絡

石決明 雞内金 紫貝齒 炒桑枝

七方　　四月廿八日　熱

舌苔已化紅刺不淨表熱已退内熱未清頭為覺

昏脈未已緩大便漫閉肝陽未淨大腸乾燥再

平肝潤腸

小川連 薄荷梗 牡丹皮 全瓜蔞 生併 丸

黄甘菊 香青蒿 黑山梔 車前子

石决明丹 西赤芍各 枳壳 侍香 槐消石四 十三

八方　　四月卅日

豫述轉方

小川連 金銀花各 西赤芍各 硃燈心 鮮蘆根丹 去節

石决明丹 硃連翹各 牡丹皮各 車前子各

杏 青蒿各 黑山梔各 竹捲心各 桔梗 通草

鄒太太　五涇廟美　四月廿八日　熱100.經緩來診

温邪勞之並發 昨起形寒發熱 熱度極高 近今來

退 頭痛胸悶 嘔噫氣急 遍體痠痛 刻診不多 舌白

脈動弦數 來勢非輕 防連熱增重 未可輕忽

老蘇梗〡〤 小前胡〡〤 焦六曲〢 赤苓〢 絲瓜絡〡〤
杜藿梗〡〤 炙橘皮〡〢 西赤芍〡〤 澤瀉〡〤 佩蘭葉〢
白蒺利〢 枳殼〡〢 廣玉金〡〢 桑枝〢
二方　　四月廿九日　熱102.8 經緩章診
溫邪病三日身熱汗不退胸悶懊憹嘔噁頻頻
兼呈膩痰便溏不實遍體痠痛舌白膩脈弦滑數
邪滯痰濕交蒸來勢非輕防昏糊發痙斷斷不可
輕忽　小前胡〡〤
大豆卷〢 製半夏〡〤 焦六曲〢 象貝母〢
老蘇梗〡〤 炙橘皮〡〢 真玉金〡〢 佩蘭葉〢

十日

白夕利一錢 江枳實二錢 絲瓜絡三錢 玉樞丹末二分開水先服 [illegible]

三方　　四月三十日　　經緩章診

溫邪病四日得汗不多身熱不退胸悶懊憹嘔噁

黃水膩痰頭疼微欬舌白垢膩中黃脈弦數邪熱

濕滯交蒸陽明勢已鴟張最防昏糊傳變萬勿輕

淡豆豉一錢 白夕利一錢 枳殼三錢 硃茯神二錢 佩蘭葉三錢（後下）

黑山梔三錢 法半夏三錢 玉金二錢 澤瀉三錢 硃滑石一錢

製川朴八分 炙橘皮三錢 保和丸三錢（包） 絲瓜絡三錢

四方　　五月一日　　赴1036 李疇人診

頭疼胸悶泛泛作噁身熱內蘊舌苔白黃而膩口

味常甜脉象弦数腸鳴便瀉小溲赤少肌膚色黄
骨節痠痛濕温痰滯互阻于裡已交五日邪方熾
張景岳内傳昏發宜以芳香疏化

蘇合香丸一粒（去殼研末） 黑山梔二錢 製半夏一錢 廣鬱金三錢 陳佩蘭二錢（後下）
乾菖蒲五分（泡湯化服） 製蒼术一錢 青陳皮各一錢 車前子三錢 生米仁三錢
炒香豉三錢 真川連（五分） 枳殼一錢 硃赤苓三錢

五方　　五月二日早　熱102

芳香疏化之後胸悶稍鬆泛噁較減身熱較退舌
苔白黄口甜較淡脉來略緩大便仍瀉小溲不多
膚色仍黄濕温痰滯互阻三焦氣交六日一候關

十五

頭暈欲內陷昏厥 [illegible]八分末拌[illegible]

製香附三錢 大杏仁三錢 製半夏錢半 車前子三錢（包） 陳佩蘭三錢（後下）
真川連八分炒 香豉三錢 青陳皮各一錢 陳卜甲三錢 佛手乾錢半
生紫菀錢半 黑山梔三錢 硃赤苓三錢 乾菖蒲錢半

六方　　五月二日晚

連進芳香疏化之後，胸悶漸鬆，泛噁漸止，舌化邊尖，根中白黃，口味苦膩，便通暫止，小溲未爽，脈象弦數，膚色似黃，刻疾動厚濕溫病已六日，正在鴟張之時，但年高之體，暈欲昏陷，擬須疏化

製香附三錢 牛蒡子三錢（[illegible]研） 廣玉金錢半 車前子三錢（包） 陳佩蘭三錢（後下）

真川連 製半夏 象貝母 建澤瀉 陳卜甲

生紫菀 青陳皮 猪赤苓 粉萆薢

七方　　五月三日早

汗出漬漬 胸前痞悶懊憹已止 左頸與見白痦一

點 舌苔化 脣口甜黏減 欬痰黃膩 脈來弦滑

而數 右大于左 便溏次少 小溲不多 濕邪奕溫與

交一度 雖見鬆動 邪未上達 仍未可忽 和以疏机

透痦

小前胡 製香附 炒枳殼 陳佩蘭

生紫菀 上川連 廣玉金 陳卜甲

另一[illegible]閩吳長五

十六

[illegible]

牛蒡子錢　象貝母錢　硃赤苓錢　紫貝齒兩

白[illegible]刺錢　大杏仁錢　車前子錢　煅石決明

八方　　　　　　五月四日

汗膏溏溏　白瘔不佈不回　胸痞不淨　身熱已退　舌

苔化　薄根黃未清　口甜已退　刻痰黃厚　便溏一次

小便已多　脈來亦緩　病象轉機　飲邪未楚　仍宜謹

慎一切　各防反復

冬桑葉錢　牛蒡子（炒研）錢　象貝母錢　車前子錢　紫貝齒兩

製香附錢　宋半夏錢　大杏仁錢　硃燈心三　煅石決兩

真川連　廣陳皮三　硃赤苓錢　廣玉金三

九方　　五月五日

身熱淨退　欬嗽不淨　胸悶尚不寬　舌苔化去大半　根苔白黃　口味較清　便溏暫止　小溲已利　脉來濡緩　病勢已鬆　痰濕未清　擬再清理

杜蘇子二钱　廣陳皮一钱　象貝母二钱　煅石決母四钱　長須谷芽四钱

旋覆花（包）三钱　製香附二钱　大杏仁二钱　硃赤苓三钱

宋半夏二钱　小川連六分　紫貝齒四钱　車前子（包）三钱

沈丹五　吉布巷　九月八日

汗出怕風　四肢不溫　舌紅芒刺　脉象細數　便溏溲

剥膈前遺溺　擬以踈和

十二

十七

川桂枝八分　北細辛三分　枳殼八分　車前子三錢　益元散包

西赤芍錢半　製半夏錢半　玉金錢半　兩頭尖三錢

淡吳萸三分　青陳皮各錢半　六曲三錢　硃灯心三扎

二方　　九月九日　熱103

形寒發熱，熱勢頗甚，頭脹且胸部痞悶痛，舌苔灰黃，

脈象左弦右濡，皆數，腹痛，大便澀澀不暢，小溲赤，

少指尖不溫，少陰陰厥于前，陽明病發于後之交，

四日，病情複雜，未可泛視，擬以疏通

川桂枝四分　江枳實一錢　車前子三錢　保和丸四錢

西赤芍錢半　海南子一錢　兩頭尖三錢　紫蘇三錢

北細辛三分　小青皮一錢　焦六曲三錢　淡乾姜五分
淡吳萸一分（炒川連）　廣皮一錢　金鈴一錢　硃赤苓三錢

三方　　九月十日　熱103.4

身熱頗壯汗出淡淡胸部痞悶頸項隱約紅點舌
絳尖刺苔黃茶灰口乾唇燥脈象細數少腹拒按
大便旁流小溲仍少四肢有時不溫有時轉熱少
陰戀于前陽明積滯蘊蒸不達今交五日病情複
雜其勢方張切勿忽視（恐於厥脫）

西血珀末六分　炒枳實一錢　青陳皮各一錢　兩頭尖三錢　調胃承氣丸三錢（包）
小前胡一錢　西赤芍三錢　海南子一錢　車前子三錢　絲瓜絡一錢

[illegible]

鴨人參葉拌牛蒡子三

十八

牛蒡子二錢　宣木瓜一錢五　硃灯心三支　硃赤苓三錢

四方　　九月十一日　热103

汗常濈濈　疹子敷頭胸間不已身热仍壯四肢稍

溫大便仍稀小溲不利少腹拒按舌灰黑淡黃膩

仍垢脈來左弦右濡小數伏邪夾滯內蘊陽明，

表不回出路尚少最恐傳變

生紫菀一錢五　炒香豉三錢　硃赤苓三錢　炒枳實一錢五

小前胡一錢五　黑山梔三錢　車前子三錢包　西赤芍二錢

牛蒡子二錢　雞內金三錢　淡竹葉廿片　西血珀末六分（藕根楓脂）

苦桔梗一錢　炒山查三錢　硃灯心七寸　行軍散乙分（先服）

五方　　九月十二日　杢 103

四肢已溫脉未甚暢身熱仍壯汗雖漬漬疹痦漸顯露而不已舌灰漸淡苔黃仍厚大便溏膩如醬小溲赤少寐無長寤伏邪未清內蒸陽明經府之交一候病勢漸歸正道但邪尚未達正值鴟張之時能勿傳變乃幸

小前胡錢半　生紫菀錢半　象貝母三錢　硃燈心三扎　雞蘇散五錢

牛蒡子三錢　枳殼錢半　大杏仁三錢　車前子三錢　保和丸五錢

淨蟬衣八分　廣玉金三錢　硃赤苓三錢　淡竹葉錢半

[illegible]

六方　　九月十三日　杢 102.2

照八月案前其方一　廿九

汗當漆漆　疹瘖日多　胸悶躁擾　身熱略淡　舌苔稍薄黄　絳口刺渴　不多飲　咳痰不爽　脈來小數　大便未通　小溲尚少　寐無長寤　似邪夾濕与交　八日　證見躁動　邪濕尚未淨達　似宜謹慎

小前胡一錢半　白芍利二錢　西赤芍二錢　辰灯心三尺　雞蘇散四錢

淨蟬衣八分　冬桑葉二錢　象貝母二錢　車前子三錢　竹叶茹各二錢

牛蒡子二錢　牡丹皮一錢半　硃赤苓三錢　荊頭黄二錢　保和丸四錢

七方　　九月十四日　熱102

紅疹白瘖　遝漸顯達　胸悶稍鬆　身熱漸淡　舌苔糙黄帶灰　渴不欲飲　脈象左弦右濡而數　大便今通

溏中夹結小溲尚少寐無長寤邪熱漸漸外達今
交九日右在緊要関頭務必謹慎一切勿自遺違
小前胡二钱 白夕利三钱 西赤芍三钱 茯苓神各三钱 雞蘇散四钱
淨蟬衣六分 冬桑葉三钱 象貝母三钱 車前子三钱 保和丸四钱
牛蒡子三钱 牡丹皮二钱 紫貝齒四钱 硃灯心七扎 淡竹葉二钱

八方　　九月十五日　熱 1013

疹瘖密佈胸悶漸鬆身熱漸淡舌尖邊中仍黄
厚脉来較緩大便又通溏膩如醬小溲尚少腰疼
不已夜寐稍安伏邪病交旬日逐步見鬆邪未外
達者宜謹慎

孝一丁之 蔔之之三

叶

冬桑葉錢半 粉丹皮錢半 青陳皮各一錢 硃灯心三分 雞蘇散四錢
牛蒡子錢半 象貝母三錢 茯苓神各三錢（辰拌） 車前子錢半 絲瓜絡三錢
西赤芍錢半 廣鬱金三錢 紫貝齒四錢 嫩桑枝一兩 青蛾丸三錢

九方　　九月十六日　診　10/13

瘀痞塞佈積聚四肢胸悶已鬆身熱和淡舌化邊中仍黃厚脈來漸緩大便又通小溲仍少少腦不舒腹膨廿寐痰吐不爽伏邪病交十一日邪漸外達達而未淨擬再清達佐以安神利溲通絡

冬桑葉錢半 粉丹皮錢半 茯苓神各三錢（辰拌） 車前子三錢 旋伏花錢半
牛蒡子錢半 宋半夏錢半 夜交藤錢半 硃灯心三分 絲瓜絡錢半

西赤芍三錢 北沙參三錢 木香三錢 九香虫（炒）六分 紫貝齒一兩 益元散（包）四錢

十方　　九月十七日　　熱 101.3

疹瘖漸見回層，胸部已鬆，少腹依然不舒，大便溏賦如醬，解而不暢，腰痠稍減，小溲仍少，脈層小數，舌苔糙黃帶灰，口渴引飲，夜寐不長，病層雖鬆，邪未徹，逢陰虧於前，擬以救陰清化

原金斛（先煎）三錢 白蒺藜三錢 金銀花三錢 硃茯神四錢 嫩桑枝一兩

冬桑葉三錢 西赤芍三錢 硃連翹三錢 車前子（包）三錢 絲瓜絡六分

牛蒡子三錢 粉丹皮三錢 紫貝齒一兩 益元散（包）四錢 保和丸（包）四錢

十一方　　九月十八日　　熱 101.6

壽一方吳荷屋先生五 廿一

四八十三至廿二方

疹痦密佈之後，漸見四肢胸悶已鬆，少腹尚覺不舒，大便又通仍溏，小溲稍多，腰痠，經絡不舒，舌化邊（尖）中根灰黃，脉象小數，伏邪病已十二日，邪雖見達，風痦未下，擬再致陰清通。　廿一

原金斛（先煎）　粉丹皮　黑山梔　朱茯神　炒桑枝
冬桑葉　金銀花　西赤芍　車前子（包）　雞蘇散（包）
牛蒡子　朱連翹　紫貝齒　朱灯心　枳實導滯丸（包）

十二方　　九月十九日　杰 100.3

疹痦漸回，身熱漸淡，胸悶已鬆，少腹尚覺不舒，大便溏厚不多，小溲不多，腰痠不淨，寐無長寤，脉來

較緩伏邪病久二候雖見鬆動邪未盡達仍未可

忽擬再清通

原金斛四錢（先煎）　黑山梔三錢　西赤芍三錢　硃灯心三扎　更衣丸三錢（分二次吞服）

冬桑葉三錢　金銀花三錢　茯苓神各三錢（辰拌）　車前子三錢（包）　絲瓜絡錢半

牡丹皮三錢　硃連翹三錢　紫貝齒四錢　淡竹葉錢半　路路通錢半

十三方　九月二十日　熱99

疹瘖漸回身熱十去其九舌苔稍薄根中仍灰口乾不已脘仍拒按大便溏中夾結小溲仍少腰痠不淨合因心胸不舒脈來漸緩伏邪病久半月病勢已鬆餘邪未清擬再清通

[illegible]

廿二

[illegible]

鮮金斛四錢 牡丹皮二錢 乾菖蒲三分 車前子三錢 銀花炭三錢 廿二

香青蒿錢半 醋鱉甲五錢 仁錢半 廣玉金三錢 硃燈心三尺 炒枯芩二錢

西赤芍錢半 遠志炭五分 小木通八分 硃連翹三錢 調胃承氣丸三錢

十四方　九月廿一回　熱

痧痦漸淡身熱平淡心悸較定而大便又通色紅

是血不塊腹部較舒舌苔猶化根苔仍厚津液尚

少脈來小數積滯內蒸陽明大腸熱而出血宜謹

慎轉身否防多溢擬以清腸

鮮金斛（先煎）四錢 赤白芍各錢半 生地榆錢半 生苡仁三錢 臟連丸三錢

淡元參（辰拌）三錢 銀花炭三錢 炒槐花錢半 藕節炭五個 茯苓（辰拌）神各三錢

細生地四　炒枯芩一　敗醬草三　黑山梔三

十五方　九月廿二日　熱1813

疹瘖上身已回，腿部又佈，身熱淨退，舌苔稍潤，根灰未清，脈來濡數，後右邊腰疼較減，心時跳動，病勢雖已平穩，陰分仍虧，餘邪未楚，仍宜謹慎。

鮮金斛先三　丹銀花炭三　藕節炭五　茯苓神各三（辰拌）
辰玄參三　炒枯芩一　黑山梔三　硃燈心五二
細生地四　生地榆三　敗醬草三　臟連丸三（包）
赤白芍各四　炒槐花三　生苡仁三　苦參子肉二十粒（圓肉衣）

十六方　九月廿三日　熱983

瘀痞漸回身熱漸退舌苔根灰不清脉來緩實大
便暫開腰痠右覺不舒小溲爲廿痛胃脹餘邪
風垢未楚仍宜小心調理
鮮金斛先煎 丹 大白芍 丹 槐花炭 藕節炭 茯苓神辰拌
淡玄參 生地榆 炒枳殼 炒桑枝 辰灯心
細生地 炒銀花 黑山梔 香谷芽 五仁丸

十七方　　　　九月廿四日　煎

大便昨通先黑後黃膩部爲未全舒舌苔化落根
灰黏化口味賦甜夜寐稍安腰痠不淨心時不寧
脈象濡數小溲爲廿紅色痛楚日見佳兆餘邪未

清仍宜小心一切否防再生枝節

辰元參三錢 黑山梔三錢 銀花炭三錢 夜交藤三錢 磁硃丸三錢包

細生地砂仁末拌炒四錢 新會皮二錢 生地榆三錢 嫩桑枝五錢 生熟苡仁各三錢

原白芍拌四錢 香谷芽四錢 茯苓神各三錢辰砂拌 炙甘草八分 藕節炭二枚

十八方　九月廿六日　未9點

大便時通糖中夾結色金轉黃腸部較舒舌苔化

去大半根底未淨脈來濡爽寐少長腹痛減而

不淨小溲仍少陽明積滯漸達少陰陰分未復擬

用養陰清化

辰玄參三錢 新會皮二錢 車前子三錢包 磁硃丸三錢包

[illegible]一斤[illegible]　廿四

卅日

細生地五錢　香谷芽五錢　搜通草一錢　厚杜仲三錢

黑山梔三錢　茯苓神（辰砂拌）各三錢　嫩桑枝五錢　淡竹叶一錢

硃連喬三錢　夜交藤三錢　絲瓜絡一錢　硃灯心三錢

門人□□□補要卷五

十九方　　　九月廿八日　杜 984

大便速通乾結　舌根尚灰　口內碎痛　脉象和　覺胸膈較舒　腰痠漸鬆　夜寐較安　仍無長寐　小溲仍少

陽明餘熱未清　少陰之水未復　擬再鼓陰清化

辰元參三錢　新會皮一錢　硃滑石四錢　茯苓神（辰砂拌）各三錢

細生地五錢　香谷芽五錢　淡竹葉一錢　夜交藤三錢

青蒿梗二錢　黑山梔三錢　硃灯心三錢　銀花炭三錢

西赤芍三钱 朱连翘三钱 梗通草一钱 炒枯芩一钱五分

二十方　九月三十日

大便又通，乾解，肺部渐鬆，舌苔化薄，根尚未清，口内碎痛，小溲仍赤，脉来和缓，夜寐渐安，胃纳渐佳，拟再养阴清化。

辰元参三钱 朱连翘三钱 黑山栀三钱 朱滑石四钱 鲜芦根一两去节
细生地四钱 新会皮一钱 西赤芍三钱 车前子三钱包
金银花三钱 香谷芽四钱 朱灯心十扎 淡竹叶一钱五分

十月三日照方再加知柏八味丸四钱包

二十一方　十月五日

[illegible]

廿五

大便日通，乾解，溏色較淡，舌苔化薄，胃納漸佳，脈象和緩，口内有時尚易碎痛，瘍緣陰虛内熱所致，救陰清化

辰元參 硃連翹 扁豆衣 枝通草 鮮蘆根（去節）
細生地 新會皮 黑山梔 硃灯心
金銀花 香谷芽 淡竹葉 夜交藤

陳先生　干將坊　九月廿四日　熱似

身熱始則往來，今轉連綿，而四肢不溫，脈象小數，胸悶氣短，舌苔白黃，口渴引飲，噁吐，脘痞，脘部覺脹，大便不暢，小溲熱痛，煩躁少寐，頭痛體痛，体氣

痰濕素豐而陰陽皆虧病後伏邪起家旬日熱連

四日病情不善未可泛視若初語遲

玉樞丹末（開水化服）下　牛蒡子一錢半　宣木瓜一錢半　赤苓二錢　宗半夏一錢半

前胡一錢半　西赤芍二錢　青陳皮各一錢　乾菖蒲三分　陳佩蘭一錢

生紫菀一錢半　炒枳實一錢半　車前子三錢　廣玉金一錢　飛滑石四錢

二方　九月廿五日　熱 100.6

四肢轉溫嘔吐較減便通溏厚波痛已止身熱略

衰頸胸紅疹已顯胸仍痞悶舌苔黃膩口乾引飲

脈寄依然濡小而數夜無安寐體氣痰濕素勝陰

陽並虧伏邪充積內蒸陽明經腑營分亦熱病方

四人方案摘要卷五　卅方

十一回轉咳五日邪方鴻張雖較平穩仍在緊要
之時切勿疏忽

小前胡三錢　牛蒡子三錢　杜兜鈴八分　廣陳皮一錢　絲滑石四錢
生紫菀八分　西赤芍二錢　廣玉金二錢　車前子三錢包下　陳佩蘭二錢
淨蟬衣八分　牡丹皮八分　宋半夏八分　硃赤苓三錢

三方　九月廿六日　熱 100.4

汗出淋淋　紅疹漸多　白痦隱約　胸仍痞悶　身熱日
哺為甚　大便又瀉二次　不多　小溲較利　舌苔白黃
口乾引飲　汗出不淨　脈象濡數　夜寐較安　伏邪尤
積內蘊　陽明經府　血分素熱　病起十二日　轉盛大

天正在緊要之時能勿傳變乃幸 擬再議速

生紫菀三 牛蒡子（研）三 西赤芍二 廣陳皮 竹茹不抽心

小前胡三 苦桔梗二 粉丹皮二 赤茯苓三 陳卜甲三

淨蟬衣二 廣玉金三 宋半夏三 建澤瀉三

四方 九月廿七日 熱

紅疹日多胸悶漸鬆身熱漸淡舌苔轉黃口乾引飲治咳漸停大便溏泄一次尚多小溲亦少腸時鳴响脉象濡數夜寐頗安似邪病交十三日轉甚一候餘漸見鬆仍未可忽

冬桑叶二 粉丹皮三 黑山梔三 赤茯苓三 淡竹叶三

牛蒡子三錢 宋半夏一錢五分 連翹殼三錢 建澤瀉三錢 防風炭一錢五分

西赤芍三錢 廣陳皮一錢 車前子三錢包 碌滑石四錢

五方　　九月廿八日　熱100.4

白痦羅佈 其色較淡 胸膈皆舒 便溏一次 小溲仍

少 舌苔轉黃 口膩較清 味仍帶甜 脈仍濡數 伏邪

病越十四日 轉甚八邪未盡達 擬再清透

冬桑葉三錢 牡丹皮一錢五分 宋半夏一錢五分 車前子三錢包 越鞠丸三錢包

牛蒡子三錢 金銀花三錢 廣陳皮一錢 建澤瀉一錢五分

西赤芍三錢 碌連翹三錢 碌茯苓三錢 陳卜甲三錢

六方　　九月三十日　熱100.

紅疹羅佈胸背身熱漸減胸膈皆鬆便暫未解小溲尚少舌苔轉黃化薄脈來浮數鼓緩伏邪病起十六日轉甚旬日邪漸外達而未淨仍擬謹慎擬以清化

真川連八分　牛蒡子二錢　西赤芍錢半　車前子三錢　炒苡仁三錢

淡黃芩錢半　金銀花三錢　牡丹皮錢半　建澤瀉錢半　黑山梔三錢

冬桑葉二錢　連翹殼三錢　硃赤苓三錢　淡竹葉錢半

七方　十月一日

疹瘖漸回身熱漸減胸膈已鬆舌苔薄黃脈象洪小大便未解已有二日小溲較清而夢中遺溺甚

精得泄則喜行和以兼顧

冬桑叶二錢 西赤芍一錢 黑山梔二錢炒 知母一錢 益元散三錢

牛蒡子二錢 茯苓辰拌神二錢 硃連喬二錢 車前子二錢 沉香汁二錢

青蒿梗一錢 夜交藤三錢 川黃柏鹽水炒一錢 菟絲子二錢

二日照方去益元散加硃灯心三支

八方　　十月三日　杰

疹痞回後身熱淨退胸腹皆鬆時思納穀舌苔根

黃未清脈象已緩小溲仍少腹鳴矢氣餘邪未楚

和再清理

料豆衣三錢 香谷芽四錢 黑山梔二錢 梗通草一錢炒 桑枝六錢

扁豆衣三錢　茯苓神各（辰拌）　硃燈心三分　淡竹葉三錢　炒桑枝尺
新會皮錢半　夜交藤三錢　車前子包　建澤瀉三錢
陳小姐　仝上　九月廿四日　查 1051
伏邪夾食病交六日　身熱盛衰　汗出不解　夜下糊語
舌苔灰黃邊白　嘔吐連連　四肢易麻　指搐脉數　病
勢甚涉陷偏厥反可慮之至
行軍散一分（開水先服）　製半夏錢半　杷殼　紫貝齒五錢　脾約麻仁丸五錢包
杜蘇葉錢半　青陳皮各一錢　柳　錢半　硃茯神四錢
真川連（水炒）八分　鮮竹茹錢半　玉金錢半　天竺黃二錢
二方　九月二十五日　查 1025
壽一丁照前方去人入乙　廿乙

糊語譫語澀嗄較澂便通旁流臍腹拒按間乃矢氣
舌苔灰黃邊白脈寄弦數不甚發揚伏邪夾食病
変一度化大皆險十分可憂
真川連乃小前胡〤宋半夏〤紫貝齒兩木香檳榔丸乙錢
淡豆豉乃生紫菀〤青陳皮〻〤硃茯神錢
黑山梔〤苦杏仁〤廣玉金〤天竺黃〤
另外摩腹枳實〤青皮〤檳榔〤烏藥〤
九月廿六日　忠 103.
三方
大便已通溏中夾結腹部按之較軟舌苔全灰胸
悶已鬆身熱或衰不定汗出上身糊語間乃陽明

府垢未下，湿经热熏而不解，拟再清解

薄荷叶一钱 大竹叶 枳壳片六分 石决明一两 竺黄钱半

生石膏一两 紫背浮萍一钱 川玉金二钱 辰连翘三钱 硃茯神四钱

炒知母三钱 西赤芍四钱 紫贝齿一两 陈胆星五分

四方　　九月廿七日　热 102.4

舌灰化薄，身热朝衰暮盛，昨夜较安，脉来较缓，胸

已不闷，腹已不痛，而觉大升则热度随高，阳明积

热未清，肝火上升，拟再清降

真川连五分 白夕利三钱 宋半夏钱半 生蛤壳一两 茯苓神各三钱 辰拌

石决明一两 生石膏一两 先煎 青陈皮各一钱 陈胆星五分

黃甘菊三錢 大竹葉七片 紫貝齒五錢 天竺黃二錢 生

五方　　　　九月廿八日　熱1021

昨夜又是煩躁糊語，舌仍灰垢，腹部拒按，大便溏，右脈象弦數，頭昏火升，邪熱與滯內蒸陽明，肝大上升，擬用平肝清通。

鮮生地（打）五錢 大竹葉七片 黑山梔三錢 枳殼片一錢 綿紋黃（摩細末）一錢
生石羔（先煎）五錢 生石决五錢 硃連翹三錢 風化硝（令打）一錢（化服） 鮮竹瀝五錢
肥知母四錢 紫貝齒五錢 天竺黃（先煎）二錢 陳胆星二錢

廿九日照方去綿紋、竹瀝、風化硝，加保和丸（包）三錢

六方　　　　九月三十日　熱103

夜寐已安糊語已止舌化前半根中仍灰身热頗
高〻則煩躁脈象弦数大便週時未行臍腹拒按
勢減陽明食热内蒸肝火上擾以再平肝清热
羚羊尖粉(開水先服) 生龍齒兩 大竹葉卅片 硃灯心三扎 涼膈散(包)四錢
真川連(四分) 生石羔(先煎)兩 黑山梔三錢 小青皮一錢
九孔石決(先煎) 肥知母三錢 枳殼片一錢 硃連喬三錢

七診　十月一日　热102.6

舌化邊尖中根灰黃口乾引飲胸腹皆舒身热不
退脈象弦数略緩夜寐已安大便已通溏中夾塊
病勢積热尚多以再清降

鮮生地丹 石决明丹 黑山梔錢 靈磁石丹 大竹葉卄片

生石羔丹 香青蒿錢 硃連翹錢 小青皮五分

真川連炒三分 西赤芍錢 紫貝齒丹 川楝子以錢

八方　　　　十月三日　杉似

舌苔化而未清口乾轉減胸膈皆舒身熱盛衰其

勢向緩跡來尚數大便通而不多病勢漸鬆邪未

淨連以肅清化

真川連炒五分 西赤芍錢 小青皮五分 石决明丹 益元散包

淡黃芩錢 黑山梔錢 枳殼錢五 淡竹葉卄

香青蒿錢 硃連翹錢 紫貝齒丹 樓通草五分

五日加味灯心三　佛手柑三　代茶

陳世兄　仝上　九月廿四日　熱103.8

汗出漆漆向瘥隱約身熱頭脹胸悶腰痛舌苔灰黃脈象弦數大便三天不暢似邪病已八日邪方鴟張擬以達邪

小前胡　冬桑葉　杏仁　車前子　雞蘇散

淨蟬衣　生紫菀　枳殼　淡竹葉

牛蒡子　苦桔梗　玉金　保和丸

二方　九月二十五日　熱104

汗雖漆漆向瘥漸頸胸悶時欲太息脇部拒按大

[illegible]

便昨通今牙小溲色赤脉象弦數神倦嗜卧伏邪

病多一層方在發越之時務必謹慎寒暖否防痙

隱伏端初有遠達

小前胡錢 白前錢 苦桔梗一 宋半夏錢 雞蘇散錢

淨蟬衣下 冬桑葉錢 苦杏仁錢 青陳皮各錢

牛蒡子錢 生紫菀錢 陳胆星錢 炒蔞仁錢

三方 九月廿六日 診 10.3ⁿ

白痦羅佈胸膺頸項見有紅疹舌苔根中灰垢口

渴欲飲大便二日未行小溲爲利脉象弦數遍體

皆熱頭部獨盛神迷嗜卧目紅口角流涎帶血伏

邪病亥八日擾動肝火 擬以平肝清降

真川連 牛蒡子 黑山梔 石決明 雞蘇散

生紫菀 西赤芍 連翹殼 陳膽星

冬桑葉 粉丹皮 紫貝齒 陳菖蒲

四方 九月廿七日 診 103

白痦密佈胸膈頸後 紅疹較淺 舌紅根灰 口仍作

乾 大便乍通 乾解式微 膈仍拒按 脈來仍數 頸熱

較淺 神迷較清 紅涎亦止 伏邪病亥九日 尚未盡

達 仍宜謹慎

真川連（水炒） 冬桑葉 各 黑山梔 各 竹捲心 各 保和丸

四十三

生紫菀一錢 西赤芍一錢五 連翹殼一錢五 紫貝齒一兩

牛蒡子一錢五 牡丹皮一錢 玉泉散四錢 石決明一兩

方五　　九月廿八日　診 1024

白痦已佈四頸後紅疹漸淡舌化前半根苔仍

灰脘腹拒按大便未通神迷漸清伏邪病交四日

邪漸外達風垢未下擬用清通

真川連四分 冬桑葉一錢五 玉泉散一兩 黑山梔一錢五 保和丸一錢五包

生紫菀一錢 牡丹皮一錢 炒知母一錢五 紫貝齒一兩 小青皮一錢

牛蒡子一錢五 西赤芍一錢五 大竹葉三十片 石決明一兩

廿九日　照方去保和丸加枳實導滯丸四錢

六方　　九月三十日　熱103.4

白痦已佈已回胸悶已鬆身熱而汗不衰舌紅根灰口乾引飲脈濡弦數腹部不舒大便旋解不行伏邪之餘雖漸達積食内蘊陽明拟以清通爲急也

甚生發

鮮金斛（先煎）　肥知母　西赤芍　萊菔子（打）　調胃承氣丸（包）

鮮生地（打）　冬桑葉　黑山梔　紫貝齒

玉泉散（包）　牡丹皮　全瓜蔞（打）　石決明

七方　　十月一日　熱102.6

白痦漸布身熱略衰舌紅稍淡根灰稍化脘腹拒

按由上移下大便曾通乾解未暢脈來軟緩苔垢
尚未淨速擬再清通
鮮金斛丹 牡丹皮二 瓜蔞根丹 石决明兩 調胃承氣丸包四
鮮生地丹 玉泉散丹 萊卜子錢 黑山梔錢
冬桑葉錢 肥知母錢 紫貝齒兩 竹捲心錢
二日照方去調胃承氣丸瓜蔞根加宋半夏二
陳 後之　　十月三日　熱 102

八方

白瘖漸回身熱漸淡大便連通乾解腸者拒按時
多天氣舌苔化而未清根尚帶灰口乾較減脈來

精傷夙垢餘邪留充陽明擬再清通

鮮金斛七錢 牡丹皮三錢 玉泉散四錢 廣玉金二錢 宋半夏三錢

鮮生地四錢 西赤芍二錢 肥知母二錢 鮮菖蒲二錢 青陳皮各二錢

冬桑葉二錢 括蔞根四錢 香青蒿二錢 萊卜子三錢 保和丸四錢

九方　　十月五日

據述轉方

鮮金斛八錢 玉泉散四錢 全瓜蔞四錢 黑山梔二錢 調胃承氣丸四錢

西赤芍二錢 肥知母二錢 萊卜子二錢 梗通草二錢 淡竹葉三錢（代莖）

香青蒿二錢 大竹葉花 枳殼片三錢 川玉金二錢

疇人方案卷六

吳門李嘐山先生方案卷六　門人毛燮元繕錄

目錄

吴三世兄　婁门觀橋巷　四方　廿一頁至廿三頁

郎老太太　斜塘蕤巷　四方　廿三頁至廿四頁

張淑淑　南檀梓门　八方　廿四頁至廿七頁

張世兄亮孫之孫義巷　六方　廿七頁至廿九頁

胡護盦　任晏門新橋巷　廿四年四月十八日

初診　耕脈度　李疇人診

形寒起始繼即發熱々連八日從未有汗頭昏胸悶渴不能飲舌絳苔黄脉象弦數大便不暢小溲不多春温内蒸不達擬以疎化

杜蘇葉錢半　淡豆豉三錢　枳殼片錢半　玉樞丹末二分（泡湯化服）

上川連（姜汁炒）八分　黑山梔三錢　廣玉金二錢　乾石菖蒲一錢

生紫菀錢半　宋半夏錢半　佛手柑二錢

苦杏仁三錢　廣陳皮一錢　梗通艸一錢

二診　四月十九日　耕10/4度

一

身熱朝衰暮盛胸部痞悶舌絳苔黃渴不欲飲脉象弦數大便不通小溲仍少症少安寐春溫夾滯今交九日邪蒸不達恐其增變

杜蘇葉一錢　冬桑葉三錢　紫貝齒四錢

上川連五分（水炒）　生紫菀一錢　硃灯芯三尺　麻仁丸（包）四錢

宋半夏一錢　苦杏仁三錢　枳殼片一錢　車前子（包）三錢

全瓜蔞（打）四錢　象貝母三錢　廣玉金一錢

三診　四月二十日　熱卅八度

昨藥之後汗出漐漐肌膚隱約紅痧胸部痞悶不已身熱朝衰暮盛舌絳苔黃化薄口乾少津脉象

弦数便閉溲少擬以清透
鮮金斛八錢　象貝母三錢　紫貝齒五錢（杵）
牛蒡子三錢（同打）　苦杏仁三錢　硃燈芯二扎　西赤芍三錢（炒）
冬桑葉三錢　枳殼片錢半　車前子三錢（包）　牡丹皮三錢（炒）
生紫菀錢半　廣玉金錢半　淡竹叶錢半

四診　　四月廿一日　　熱几寸度
身熱朝衰暮盛汗常滃滃紅疹較顯胸仍痞悶舌
絳苔黄口乾引飲大便未通小溲仍少脉仍弦数
温邪病交十一日兩候関頭更擬謹慎擬以清透
鮮金斛七錢（全打）　苦桔梗二錢　紫貝齒五錢（杵）

時人存案卷六 二

牛蒡子三钱 象貝母三钱 硃茯神四钱 保和丸七钱包

冬桑葉三钱 枳壳片二钱 黑山梔三钱

粉丹皮三钱 廣鬱金二钱 硃灯芯三钱

五診 四月念二日 熱102度

紅痧輕淡胸悶不淨身熱朝衰暮盛汗出不暢舌

化前半質紅中根仍黄脉象弦數今交十二日温

邪夹濕邪並肺胃擬再清化

鮮金斛六钱 玉泉散包五钱 紫貝齒杵五钱

牛蒡子炒打三钱 肥知母三钱 硃茯神四钱 枳實導滯丸包五钱

鮮生地五钱 大竹叶二钱 硃連喬三钱

薄荷葉（仝打）工　黑山梔三錢　全瓜蔞（打）公

六診　　四月廿五日　　熱98.度

便通之後身熱告退舌化前半根苔尚黃口乾不

已頭昏耳聾脈象已緩小溲尚少病象已鬆內熱

未清肝陽未平務再平肝清熱

鮮金斛（先煎）七錢　玉泉散（包）〤錢　象貝（杵）〤錢

鮮生地（打）〤錢　肥知母三錢　硃連喬三錢　鮮芦根（去節）〤錢

黃甘菊一錢　大竹葉廿片　枳殼片一錢

石決明〤錢　黑山梔三錢　更通艸一錢

張小姐　住護龍街　廿四年五月十四日

初診　李畴人診　熱100度

湿温病起二旬多中曾鬆動今則舌苔黄膩尖绛脉象弦数腹部膨脹大便曾通今闭二日小溲不多疹瘰尚安頸胸又見白痦邪積頗多層化層出最恐本元不支以致昏變

鮮金斛七钱（全打）　玉泉散四钱（包）　黑山梔三钱
牛蒡子三钱　肥知母三钱　梗通草一钱　鮮蘆根二两（去節）
小川連七分（水炒）　象貝母三钱　栝蔞皮四钱　保和丸七钱（包）
生紫菀一钱　苦杏仁三钱　枳殼片一钱

二診　五月十五日　熱99.5度

白痦續佈頗多身熱頭脹舌絳苔黃中灰口不甚渴大便今適溏中挾結小溲不多脘部較耎腹仍膨脹脉濡數病已三候多溼溫層化層出最恐徒起風波切勿疎忽擬以清透

冬桑葉三錢　象貝母三錢　枳殼片一錢半
薄荷葉後下七分　苦杏仁三錢　括蔞皮四錢　紫貝齒杵一兩
牛蒡子炒三錢　肥知母三錢　陳胆星一錢　大腹皮三錢
白夕利炒三錢　黑山梔三錢　天竺黃三錢

三診　五月十六日　熱〩〩〢度

白痦已回身熱午尚不淨舌化前半根苔尚黃帶

灰大便連通溏中夹結爽腹部較輭小溲尚少頭
仍覺脹病象雖鬆餘邪未清尚屬陽明擬以疎化

冬桑葉三錢　香青蒿三錢　紫貝齒五錢
黄甘菊一錢半　西赤芍炒三錢　硃灯芯三十寸　鷄蘇散包四錢
白夕利炒三錢　肥知母三錢　枳殼片一錢半　車前子包三錢
石決明五錢　黑山梔三錢　括蔞皮四錢

四診　五月十七日
痦回之後身熱午尚不淨頭脹較鬆舌苔根灰口
乾欲飲腹部膨脹較輭大便溏薄不暢脉象較緩
病象雖鬆宿垢未撤再疎通

香青蒿三錢　雞金三錢　紫貝齒五錢
西赤芍(炒)三錢　炒查三錢　硃灯芯三扎　雞蘇散(包)四錢
黑山梔三錢　青皮錢半　車前子(包)三錢　保和丸(包)五錢
白夕利(炒)三錢　枳殼錢半　更通艸錢半

五診　五月十九日

舌苔灰黃垢厚渴不引飲頭脹已鬆胸悶不淨脉
来小數腹部雖瘉按之仍膨大便不暢有溏有结
小溲仍利但寐尚安餘熱濕濁阻于腸胃擬再疎
通

穹术炭錢半　砂仁末后下　焦六曲三錢

疇人方案卷六

小川連八分　雞內金三錢　炒桑枝谷　麻仁丸四錢

香青蒿三錢　炒山查三錢　只殼片八分

淡黃芩八分　青陳皮各一錢五分　大腹皮三錢

六診　五月二十二日　熱〤〤度

川石斛四錢　玉泉散包三錢　陳皮一錢

香青蒿三錢　肥知母三錢　炒谷芽包　括蔞皮四錢

西赤芍三錢　大竹葉卅片　車前三錢

黑山梔三錢　枳殼片八分　梗通一錢

胡世兄　住宋仙洲巷猶衙　李疇人診

初診　廿四年五月十七日　熱〡〇〢度

夜寐驟然驚魘如狂之後身熱頗壯舌苔根黄脉
象弦數大便不暢頭昏胸悶温邪挾食今交三日
来勢洶湧恐其連擾變端

小前胡一钱半　雞内金三钱　枳殼片一钱半
淡豆豉三钱　炒山查三钱　萊菔子三钱(杵)　車前子三钱(包)
黑山梔三钱　青陳皮各一钱半　紫貝齒五钱
白夕利三钱(炒)　海南子一钱半(杵)　硃灯芯一钱半

二診　五月十八日　热100.4度
汗出微微身热朝衰暮盛甚則頭昏胸痞舌苔根黄
脉来弦數大便昨通今朝不暢小溲不多夜[illegible]不安寐温

邪挾濕今交四日雖見鬆動邪未淨達仍未可忽

小前胡錢半　雞內金三錢　紫貝齒四錢　炒查炭錢半

白夕利炒三錢　陳香櫞錢半　石決明四錢　梗通草錢半

炒香豉三錢　枳殼片錢半　硃茯神四錢　保和丸包四錢

黑山梔三錢　海南子炒錢半　硃燈芯三扎

三診　五月十九日　廿 1024度

身熱朝衰暮盛脘部拒按大便通而不暢舌苔根黃脈象弦數小溲不多夜寐不長四肢無力酸楚胸悶雖鬆頭昏不已溫邪夾食今交五日邪方鴟張最忌成增端

蘇梗二錢 炒山查三錢 紫貝齒一兩 枳實導滯丸三錢(包)

廣藿梗二錢 雞內金三錢 石決明一兩 萊卜子三錢(打)

大豆卷三錢 青陳皮各一錢半 硃茯神四錢 車前子三錢(包)

嵩頭草三錢(後下) 海南子一錢半(拌) 硃灯芯一錢半

四診 五月廿日 熱102度

濕溫夾食今交六日脘腹作痛之處移下使通不暢舌苔根黃脉象弦数起覺頭昏小溲不多胸部痞悶邪方鴟張最恐熱盛昏变

小前胡一錢半 海南子一錢半(拌) 紫貝齒一兩

牛蒡子三錢(炒) 小青皮一錢半 石決明一兩 涼膈散四錢(包)

[illegible] 已

生紫菀錢半　萊菔子三錢　車前子三錢包　陳佩蘭三錢後下

苦杏仁三錢　枳殼片錢半　硃灯芯二尺

廿一日照方加　鮮芦根一兩去節　大竹葉卷　涼膈散加重包

五診　五月廿二日

大便乾解不暢臍下仍覺拒按舌根仍黃脉象較

緩身熱略淡濕溫夾食今交八日邪勢方張最恐

增變

小前胡錢半　雞内金三錢　紫貝齒一兩先

炒香豉三錢　炒山查三錢　硃茯神四錢　調胃承氣丸包四錢

黑山梔三錢　青陳皮各錢半　車前子三錢包

白夕利（炒）三钱　萊卜子（打）三钱　竹捲心二十支

廿三日照方加　省頭艸（後下）三钱　法炒香豉三钱

六診　五月廿四日

大便連通腹痛已止舌苔頗薄脈來較緩身熱較淡頭痛皆舒夜寐亦安濕溫夾滯無交旬難以速化

香青蒿三钱　砂仁末（後下）　黑山梔三钱

薄荷叶（後下）一钱　雞內金（拌炒）三钱　淡竹叶廿片　保和丸（包）四钱

西赤芍（炒）三钱　青陳皮（各）一钱半　焦六粬三钱

粉丹皮二钱　焦谷芽四钱　梗通艸一钱

朱鶴齡　朱渭律師之公子　住黄鸝坊乔弄

初診　五月廿四日　经授章診　熱103.5度

得汗不多身熱不退大便雖通未暢胸悶氣急鼻塞腹膨舌中黃炲脉弦數病七日溫邪溼滞交蒸陽明熱越不發防有昏陷萬勿輕忽矣

淡豆豉三錢　冬桑葉三錢　焦六麯三錢　硃茯神四錢
黑山梔三錢　牛蒡子三錢炒研　硃連翹三錢　川通草一錢
青蒿梗一錢　炒只殼一錢　硃滑石四錢　紫貝齒五錢
炒竹茹三錢

二診　五月廿五日　熱103.5度

溫邪病交八日身熱仍壯汗出不多胸悶煩躁無

欬氣急大便今日未通小溲赤少舌苔根垢脉弦数
陽明經府全病出路太少蘊蒸于裡最防化熱昏陷
在緊要關頭矣

淡豆豉三錢　薄荷尖八分　天竺黄一錢五分　紫貝齒五錢
黑山梔三錢　全打 硃滑石四錢　炒研 牛蒡子三錢　硃滑石四錢
冬桑葉三錢　硃連喬三錢　炙橘皮七分　川通草一錢
枳實導滯丸三錢 包

三診　五月廿六日　熱候

濕温病九日熱度不低汗少極無疹無瘖大便昨今
未通腹部按之作痛不時神迷且有夢譫舌根黄垢

未化口乾脉弦數邪滯交蒸陽明外無出路漸次化熱最防化火劫津生變極有關係矣

青蒿梗　生紫菀　硃連翹　硃滑石

黑山梔　江枳殼　竺黃片　紫貝齒

冬桑葉　全瓜蔞　硃茯神　川通草

鮮蘆根　苦杏仁

四診　五月廿七日　頌福如診

温温重瘧今交旬日熱勢蒸蒸之佢乏安寐今晨忽然汗出如雨當時煩燥異常旋即肢冷剋又起壯胸悶口渴舌糙淡黃質絳有剌右脉濡數左脉緊

弦数右部数度如駛昨曾便泄一次脉証合参病
者心臟素弱邪勢充斥陽明勢恐正不敵邪〻從
裡陷劫津動風昏喘变端在〻堪慮備方候

鮮藿斛（先煎）四钱　竺黄片三钱　淡黄芩（水炒）三钱　廣橘白钱半
生龍齒（杵）分　砯喬心三钱　黑山梔三钱　炒只壳（杵）钱半
大白芍（炒）三钱　砯茯神四钱　益元散（包）三钱　石決明一兩
鮮蘆根（去節）一兩

五月廿七日　經授章診

五診
湿温病一旬昨通大便今出大汗極高熱度居然
退淨無如神情恍惚糊語喃〻氣急唇燎齒垢舌

疇人方案卷六　卜

時作有寒熱

根黄垢稍化質絳口乾細脉弦數邪滯雖有出路
氣陰二虧稚體本弱最防不克支持變幻生波易
如反常再備方候

原金斛（先煎）錢　辰灯心卅寸　象貝母（杵）錢
西赤芍（川）錢　竹黄片錢　石决明（杵）四錢
硃連翹錢　光杏仁錢　紫貝齒（杵）四錢
硃茯神四錢　枳殼（川）下　真楓斛（另煎）錢

六診　五月廿七日夜　熱勢度

熱勢復熾煩燥懊憹胸悶譫語較減唇燥口渴舌
根黄略化質絳液不足脉弦滑數陽明經熱正熾

氣陰受鑠仍防内傳昏陷亟在風熾浪沸之時矣

鮮藿斛（竹瀝先服一）四錢　牛蒡子三錢　青蒿梗三錢　鮮蘆根（去節）一兩

黑山梔三錢　碏石珠四分　真玉金三錢

七診　五月廿八日　热105度

濕温病十一日邪漸化熱〻從裡熾上津鑠傷唇燥齒垢口角碎痛神情稍迷略有譫語煩燥欬少氣急寐無長寤舌灰黄質絳無澤渴飲脉弦滑數邪熱交蒸陽明勢如燎原氣陰並傷最防陷入厥少昏糊變端易如反掌備方候

鮮藿斛（打爛先煎）四錢　冬桑叶三錢　牛蒡子三錢

鮮生地（打）四錢　粉丹皮一錢　硃茯神三錢　鮮芦根（去節）四錢　明日不必早煮　十一

玉泉散（包）四錢　硃連喬三錢　石決明（打）四錢　鮮竹叶一錢

黑山梔三錢　竺黄片三錢　紫貝齒（打）四錢

預備　神犀丹一丸去臘壳研細用枇杷叶露文野

薔薇花露文火燉起調勻服之

八診　　五月廿九日早　起脈度

濕温病十二日邪已化熱化火熱勢仍熾神情清

少寐多一片迷蒙糊語喃喃手指搐動唇燥齒垢

口角碎痛舌黑苔液脈弦滑數如駛陽明邪熱勢

如燎原上津鑠傷動風閉厥轉瞬可憂不敢獨當

重任備方案

犀角粉叁分（五味激拌） 鮮藿斛七錢（作炯先煎） 黑山梔錢半

羚角粉叁分 鮮生地四錢（打） 硃連喬錢半

上濂珠粉叁分（研勻另服） 玉泉散四錢（包） 竺黃片錢半

野薔薇露一兩 京元參錢半 石決明四錢

鮮菖蒲錢半（打汁） 鮮蘆根四錢（去節） 鮮竹葉卅片

預備 萬氏牛黃清心丸一丸 去臘殼封研細末用竹瀝四錢 枇杷葉露燉熱沖化服

九診 五月三十日早 熱101度

化熱病十三日 熱勢內熾神迷略清糊語不定手

指搯動唇燥齒垢大便未通小溲赤少舌灰黑苔
乾無液口角碎痛口渴煩燥脈弦細消數邪熱痰
沸化火傷陰由陽明而逼動厥少明日兩候關頭
極易閉變（厥）痙變勉擬方候

羚角粉三分　鮮石斛（杵捫先煎）五錢　玉泉散（包）五錢　鮮蘆根（去節）一兩
上濂珠粉一分（四味先調服）　鮮生地（打）五錢　碌芥卷三錢　鮮竹葉心
鮮竹瀝五錢（調勻另服）　京元參三錢　竹黃片三錢　金銀花三錢
野薔薇露一兩　肥知母三錢　紫貝齒（打）五錢

十診　五月三十一號

溫溫病交兩候邪全化熱之勢熇灼五中如焚煩

昧神迷糊語有循衣摸床撮空撩亂之象唇燥齒垢大解未解矢氣較多舌黑稍化苔乾無液脈弦數無序陽明邪熱化火依然燎原津液鑠傷未回恐致備露閉厥猝變易如反掌勉擬方矦

生石羔（杵）二兩　竺黃片三錢　石決明（杵）一兩

鮮竹葉錢半　陳胆星錢半　紫貝齒（杵）一兩

鮮霍斛（杵，㕮咀先煎）一兩　生知母三錢　硃茯神四錢　羚羊尖粉二分　野薔薇露（微温兌服）一兩

鮮生地（打）一兩　硃連心三錢　黑山梔錢半

十一診　六月一日　李疇人診

濕溫夾食化火昏陷今交半月頭搖鼻煽齒垢唇

疇人方案卷六

晚人[illegible]

焦舌絳劫津面色青灰脈象沉細拱數手指搐搦腹部拒按大便如醬小溲赤少悉款全備陰涸已傷厥閉之際在在可憂勉擬方候

香犀尖粉貳分　鮮霍斛（先煎）五錢　紫貝齒文
羚羊尖粉三分　鮮生地（打）五錢　石決明文
上濂珠粉叁分　淡元參（辰拌）三錢　竺黃片三錢
鮮石菖蒲七分（打汁化服）　玉泉散（包）五錢　硃連喬三錢

另預備大至寶丹一丸用菖蒲汁鮮竹瀝化服

十二診　六月二日

糊語雖少指搐不淨煩燥鼻煽舌絳劫津脈弦數滑大便不通時有矢氣腹仍拒按音闷胸痛邪熱

内蒸火勢燎原今交十六日正在險途尚恐喘厥

勉再擬方候

珠黄散二分　鮮石斛先煎五錢　淡元參辰拌四錢　鮮蘆根去節一兩

羚羊尖粉先化服三分　鮮生地打五錢　生石膏打一兩　涼膈散包五錢

鮮竹瀝五錢　鮮沙參一兩　肥知母切三錢　黛蛤殼五錢

十三診　六月三日

神志已清糊語已止手指搐搦亦定煩燎較減舌

津稍回碎痛不已欬痰較爽脉象弦滑帶數大便

仍閉矣氣時弓腹仍拒按病象可轉機之象但陰

液已傷宿垢未下尚在險途仍未可忽候

疇人方案卷二　　十

珠黄散貳分　鮮生地（打）一兩　黛蛤殼三錢
鮮竹瀝（先服）一兩　辰元參（拌）三錢　珍珠母一兩　涼膈散七錢
西洋參一錢　寒水石七錢　金銀花三錢　鮮蘆根（去節）一兩
鮮石斛（先煎）一兩　肥知母（切）三錢　硃連翹三錢

十四診　六月四日

昨夜半熱度較高，則煩燥手指稍又搐搦，舌中仍焦，津液不多，大便閉結，腹痛時作，脈象仍數，頸項隱約痦疹，少陰已傷，陽明火燎原，仍在險途，
擬再養陰清通矣

珠黄散貳分　鮮石斛（先煎）一兩　金銀花三錢　生石膏（打先煎）二兩

羚羊尖粉貳分（四味先化服）　鮮沙參（打）叁錢　硃連喬錢半　肥知母（打）四錢

鮮竹瀝貳兩　鮮大青（打）叁錢　西赤芍（生切）錢半　涼膈散（包）叁錢

陳金汁兩　鮮生地（打）兩　牡丹皮（生切）錢半　元精石四錢

拾伍診　六月五日　硃砕元參三錢

神志清楚之後寐後煩躁不淨舌苔雖化質絳起糜口內碎痛大便吹醬（通如）不多腹部重按覺痛脉來仍數身熱盛衰未解病象漸見鬆動陰液大傷邪滯化火擬再養陰達邪法

珠黃散貳分　鮮沙參（打）叁錢　金銀花三錢　涼膈散（包）七錢

鮮竹瀝叁兩（先服）　鮮大青（打）叁錢　硃連喬三錢　肥知母（生切）三錢

西洋參先煎一生切 三錢　生艸梢 八分　西赤芍生切 一錢五　寒水石杵 七錢
鮮生地打 八錢　小木通 八分　牡丹皮 一錢五　石決明杵 八錢
鮮石斛杵 八錢　大竹葉 卅張　辰元參 四錢

十六診　六月六日

身熱朝衰夜盛，盛則煩躁少寐，甚且鼻衄，大便既通又閉，小溲仍赤，舌苔如昨，脈來弦數，邪熱化火傷陰，陰液已耗，熱襍內蘊腸胃，但病已兩旬，靈氣已不勝邪，擬再標本兼顧。

西洋參 二錢　鮮沙參打 四錢　石決明 八錢　鮮蘆根去節 八錢
鮮石斛先煎 八錢　生石羔杵打先煎 八錢　黛蛤殼 八錢　大竹葉 卅張

淡元參四錢　肥知母三錢　甘中黃七分　川象貝三錢
鮮細生地打一兩　秋水丸三錢　鮮大青打一錢五分　火麻仁四錢
十七診　六月八日午
大便通頃施結顆多其色深黃脈象弦數較緩而軟
鼻塞煽暫停舌苔糜点如昨口內較少精神疲倦
頸項細小白瘖漸顯症脉研究邪漸外達但病已
兩旬陰液大傷火勢尚盛能勿另生枝節逐步鬆
動乃有把握撩存養陰扶正清化邪熱標本同治
西洋參三錢　生鱉甲五錢　金銀花三錢　鮮蘆根去節一兩
鮮石斛另先煎五錢　香青蒿三錢　硃連喬三錢　大竹叶芯

疇人方案卷六　十六

淡元参（辰拌）生 玉泉散（包）叉三 黛蛤売叉三 野薔薇花瓣三
鮮生地（打）叉 肥知母（葉〻）三 細木通八 珍珠母叉三
細生地
十八診 六月七日
便通之後夜仍廿寐煩躁不已舌中又灰糜点仍
多鼻衄時有時無脉象細數（弦）小波稍淡痞点有
佈〻回病交三候陰液大傷水虧土風垢充積肺
胃仍邑更婦候
濂珠粉（化服）参 淡元参（辰拌）〻三 金銀花三
鮮竹瀝（打）叉三 玉泉散（包）叉〻 珠連喬三 鮮芦根（去節）叉三
細生地（切）叉 肥知母三 佃木通八 野薔薇花瓣三

鮮生地（打）一兩　天花粉四錢　生龍齒（打）（先）八錢

鮮沙參（打）三錢　黛蛤殼三錢　石決明（打）一兩

十九診　六月八日

自昨迄今煩燥較減舌質已化口糜不退脈象弦

緩大便暫閉小溲較多陰虛熱戀仍從養陰清化

濂珠粉一分　淡元參（辰砂拌）三錢　金銀花三錢　淡竹叶三錢

鮮竹瀝（化服）一兩　寸麥冬（去心）（辰砂拌）三錢　硃連翹（拌）三錢　細木通八分

鮮沙參（打）一兩　玉泉散（包）四錢　生龍齒（打）一兩　括蔞根三錢

鮮生地（打）一兩　肥知母三錢　石決明一兩　赤白芍（各）三錢

野薔薇花一錢

二十診　六月九日

動則汗出，瘖点頗多，舌絳稍淡，糜点稍退，欬痰較爽，有痲呃，語言尚不便利，脈象較緩，病象兆見轉機，但元虚異常，恢復非易，擬守養陰清化。

濂珠粉二分　鮮沙參四錢（打）　金銀花錢半　天花粉四錢

鮮竹瀝二兩（化服）　淡元參三錢（辰拌）　硃連翹錢半　鮮蘆根二兩（去節）

鮮生地一兩（打）　寸麦冬錢半（去心）　玉泉散四錢（包）　竹捲心錢半

原生地七錢（切）　赤白芍各錢半　肥知母錢半（切）　蓮心芯八分

野薔薇花瓣八分　黑山梔錢半

廿一診　六月十日

大病之後陰液已傷餘熱留戀肝胃舌苔糜点不淨又佈黄苔大便昨行不多失氣时下小溲艱澁寐亦較長惟欬(痰)津津耳聾少言擬予養陰為君清化痰(熱)為佐法

濂珠粉貳分(冲服)　寸麦冬(去心)三钱　金銀花三钱　黑山梔三钱
枇杷叶露四两　生鱉甲先　硃連喬三钱　竹捲芯卅个
淡元参(辰拌)一钱半　青蒿子三钱　象貝母三钱　石決明(打)四钱
原生地(切)七钱　生蛤殼八钱　大杏仁三钱　生龍齒(打)四钱
玉泉散(包)四钱　野薔薇花一钱

廿二診　六月十一日

[illegible]

趙度和年脉來數後舌降糜點不淨白痦之餘又見紅疹肥胃覺痒大便復閉小溲不多煩躁陣陣渴飲咽胸覺痛病勢殊劇雖見平穩但陰傷熱氣肺胃被灼尚未可忽 候

鮮沙參三錢　寸麥冬二錢　石决明五錢　金銀花二錢
鮮生地五錢　生鱉甲四錢　黛蛤殼五錢　珠連翹二錢
原生地四錢　龜版四錢　川貝母三錢　西赤芍二錢
淡元參三錢　石牡蠣七錢　鮮竹茹二錢　牡丹皮二錢

鮮蘆根五錢　野薔薇花瓣一錢

代茶　西洋參一錢　鮮石斛八錢

化服　濂珠粉三分　枇杷葉露一兩

廿三診　六月十二日

大便又通乾厚頗多舌絳較淡糜点略少津液未足脈象仍帶弦數紅疹滿佈身熱不淨煩燥不已邪熱層出不窮可見為仍數深但陰液大傷仍宜時刻謹慎擬仍養陰清化法

鮮沙參打一兩五錢　金銀花三錢　新會白三錢

鮮生地打一兩五錢　味連喬三錢　鮮竹葉三錢　生龍齒打一兩五錢

鮮大青打一兩五錢　西赤芍切三錢　石決明一兩五錢　辰拌元參四錢

鮮蘆根去節一兩　牡丹皮三錢　黛蛤殼一兩五錢

疇人方案卷六　十九

廿九

葉氏神犀丹乙丸（去元研細末化服）　野薔薇花露一兩

廿四號　六月十三日

紅疹遍發滿佈近數日來煩燥異常諒由疹透之故舌絳口糜漸退大便仍未續通小溲赤少脈來弦數邪熱雖見達外而裏陰（液）不足恐其不支將以養陰清化為要

鮮竹葉三十

鮮生地（打）五錢　金銀花三錢　石決明（杵）五錢　玉泉散（包）三錢

鮮沙參（打）五錢　珠連翹三錢　生杭菊（杵）五錢　淡元參（辰拌）三錢

鮮蘆根（去節）一兩　西赤芍（川）三錢　黛蛤光五錢　黑山梔三錢

鮮大青（打）五錢　牡丹皮（川）三錢　象貝母三錢　車前子（包）三錢

念五診　六月十初日

身熱已和，口糜漸退，舌糜不淨，紅疹有回，有佈脈象緩和，大便後閉，小溲不多，時時煩燥，不淨陰液未復，肝火易僭，擬從壯水涵木矣。

遠志炭錢　淡元參四錢（辰拌）　石決明八錢（拌）　金銀花三錢　鮮大青葉

生地黃四錢　生龍齒八錢（拌）　朱連翹三錢　鮮蘆根一尺（去節）

龜腹版四錢　黛蛤殼八錢　西赤芍三錢（生切）　黑山梔三錢

生鱉甲四錢　象貝母三錢　牡丹皮三錢（生切）　車前子三錢（包）

廿八診　八月十五日

紅疹漸回，身熱在而不淨，煩燥稍減，舌苔如昧，脈

来後而較振大便復閉小溲仍少病象雖見平穩
陰液未復肝火易升擬存養陰平肝戻

淡元參四錢（后下） 石決明八錢（打） 硃連翹三錢 鮮蘆根一兩（去節）
生杞菓子 生龍骨八錢（杵） 金銀花三錢 新會白一錢
龜腹版四錢 靈磁石八錢 西赤芍三錢（生切） 硃滑石四錢
生鱉甲八錢 黛蛤殼八錢 牡丹皮三錢（生切）

廿七診 六月十六日

口糜已退舌糜未清身熱和淡紅痧漸回底熱不
淨脈象尚帶數意大便復閉多日時時悲傷哭泣
而仍不言恥辱失態大病之後陰液虧極恢復不

易擬滋養陰平肝標本同治矣

淡元參（辰拌）一錢半　金銀花三錢　石決明（打）一兩　鮮芦根（去節）一兩

生地黃四錢　硃連翹三錢　生牡蠣（打）一兩　益元散三錢

生鱉甲七錢　黑山梔三錢　熟女貞錢半　野薔薇花錢半

小青蒿三錢　肥知母（酒）三錢　稻根鬚錢半

附方　小青蒿露半斤　西洋參錢半　另鮮藕汁

又　枇杷葉露半斤　鮮石斛三錢　外白沙枇杷

西洋參錢半　生石決明（打）一兩　大竹葉卷　金銀花露一斤

枇杷葉露一斤　野薔薇花露一斤　鮮石斛一兩

鴿子另外清　陳淡菜另外

廿一

明月方案卷廿

廿八診　六月廿五日　再診

舌糜已退中佈黃苔言語已明而又感新邪身熱

又作脉來細數胃納殊佳大便溏閉多日大病之

後營陰未復之熱最易虛擾也宜清散　鮮蘆根（去麥冬）

鮮生地（冷打）（川斛）四錢　冬桑葉錢半　象貝母三錢　黑山梔錢半

蘭葉汁半杯　粉丹皮錢半　新會白一錢　紫貝齒四錢

白知母一錢　細赤芍一錢　鮮竹茹錢半　石決明五錢

廿九診　六月廿六日

大便之後本元未復感受新邪身熱又佈脉來弦數

數昔傍汗出熱淡而今午又寒戰而熱脉來弦細

兼數舌苔中黄大便復閉多日本宜攻實最忌下
不勝邪擾以涼解矣
西青蒿錢　宋半夏錢半　廣橘白一錢　東白薇錢半
生鱉甲七錢　象貝母三錢　鮮竹茹錢半　西赤芍錢半
冬桑葉錢半　懷牛膝七分　石決明五錢　川石斛四錢
牡丹皮一錢　炒知母錢半　京貝母三錢
三十診　六月廿七日
病後營陰不足又患瘧疾先寒戰而大熱熱退之
後微夜無寐胃納又弱渴者易嘔亦擬彭味以善
胃安神壓善苦味

川石斛三錢（先煎） 茯神苓各三錢 石決明一兩（先煎）

北秫米三錢（包） 靈磁石二兩 鏡面硃砂一分（包）

廿一診 八月三十日

大病之後，腰強寒熱解，胃不健，着涼停滯，腹痛得

甚按撳，餘惟吐酸水，舌苔黃膩，脈象濡數，宜疏

運以防痛發生耳。 七香餅二錢（包） 香附炭一錢

炒蒼朮一錢 炒半夏一錢 砂仁末八分 小青皮八分

廣藿梗錢半 青陳皮各錢半（拌炒） 豬苓錢半 （炒）金鈴子三錢

炒白芍二錢 焦查炭三錢 大腹皮三錢 白蔻殼八分

廿一日上午去蒼朮、廣皮、七香餅，加保和丸三錢（包）

范先生　住北張家巷　廿九年五月廿五日

初診　熱一〇一度二　李疇人診

奪陰之後早起冒風形寒發熱，熱連八日頭昏胸

悶脈象濡弦而數舌苔白黃咳嗽絡痛腹疼泛步

夜無安寐濕溫邪留張最慮昏陷厥變

川桂枝四分　製半夏錢半　西顆尖錢半　保和丸

西赤芍錢半　青陳皮各一錢　車前子錢半

炒細辛五分　枳殼錢半　紫貝齒一兩先煎

淡吳萸五分　廣玉金錢半　硃茯神四錢

二診　五月廿六號　熱九六四度

喉作形寒背有本　葉

濕通之後汗常濈下身亟淨退頭昏胸悶皆較舌苔化薄胸脘亦鬆腹部舒舒太便未通小溲猶多夜寐尚安廿陰未和邪已從外達陽明積滯尚未下行擬以疏通務必小心風食勿防反復

川桂枝三分　砂仁末八分　藿梗錢半

西（炒）秦芍錢半　雞內金（炒）三錢　車前子（包）三錢　浮和丸三錢

新會皮錢半　陳香元一錢　朱茯神三錢

白茯苓四錢　焦山查三錢　紫貝萊盤

穀芽　五月廿七日　全（折）斂麥冬

杜蘇葉錢半　新會皮錢半　大腹皮錢半　保和丸（包）三錢

苦杏仁三錢　炙谷芽四錢　烏藥花一錢　兩頭尖三錢
象貝母三錢　炒山查三錢　枳實炭一錢五分　車前子（包）三錢
任世兄　住田塘巷　廿四年五月三十一日
初診　李曉川診
痧子回後身熱不退近且搖頭弄舌撮空理綫捻
衣摸床糊語喃喃痰聲漉漉舌紅口乾脈象弦數
大便不通小溲不多溫邪內陷厥少昏厥變幻可
慮之至勉擬復方以盡人謀而已
（四味）珠黃散一錢　鮮金斛（先煎）五錢　紫貝齒（杵）一兩
（化服）羚羊尖粉三分　鮮沙參（杵）四錢　石決明四錢　玉泉散（包）三錢

鮮石菖蒲（打汁）五分　鮮生地（打）四錢　黑山梔三錢
鮮竹瀝一兩　鮮蘆根（去節）一兩　硃連翹三錢

二診　五月三十日

舌紅較淡口乾較減頭搖軋牙較平捻衣摸床不淨身熱稍退脉來仍數大便未通糊語仍有小溲不多溫邪內陷厥少雖見有效未可足恃擬以朱法加減

玉泉散（包）四錢　茯苓神（辰砂拌）各三錢　硃連翹三錢
珠黃散一分　鮮沙參（打）四錢　鮮蘆根（去節）四錢　紫貝齒（打）四錢
羚羊尖粉三厘　鮮生地（打）四錢　大竹葉花　石決明（打）四錢
鮮竹瀝（化服）一兩　鮮金斛（先煎一）四錢　肥知母三錢　黑山梔三錢

三診　五月卅一日

大便已通先結後溏舌苔化薄脉來已緩身熱已退胃納漸醒頗能安寐病象已見轉机餘邪未楚仍宜謹慎　益元散包

川石斛四錢　金銀花三錢　新会皮一錢半　象貝錢半

青蒿梗二錢　硃連喬二錢　白茯苓三錢　硃茯神三錢

西赤芍二錢　黑山梔二錢　天竺黄二錢　陳胆星一錢半

張先生　住護龍街　廿四年七月九日

初診　熱一旬三度　李疇人診

病前奔騖腹部挪按小溲不多大便先結後溏且

有鮮血欬嗽乃腸絡痛疾色形紅者係若莧脈象
浮數滑小重按益數病情復雜用藥棘手昏喘厥
變可慮之至勉擬方　側柏炭三錢　銀花炭三錢
冬桑葉三錢　旋覆花一錢（包）　黛蛤殼四錢　兩頭尖三錢（包）
枇杷葉三錢（去毛包）　真新絳八分　象貝母三錢　車前子三錢（包）
苦杏仁三錢　青蔥管一枚　橘白絡三錢　絲通草一錢

二診　七月十日
服藥之後痰紅較減腸痛亦甚大作今逐乾欬子
多血已失正氣虛餘脈來濡弱夜寐較安身熱
較淡病象雖較昔好陰耗于前肝虧于後仍易變

冬桑葉三钱　旋覆花包一钱半　側柏炭三钱　保和丸包四钱
去毛筋包枇杷葉三片　橘白絡各一钱　銀花炭三钱　鮮荷葉一角
牛蒡子三钱　象貝母三钱　兩鈎尖包三钱　涼膈散包四钱
苦杏仁三钱　黛蛤殼四钱　車前子三钱

三診　七月十一日　熱98度

汗常漐漐，身熱已退，脇痛較減，痰紅已少，間有些差，
色舌苔化，診脈象已緩，小溲不多，大便略通不暢，
病象大殺，痰熱未清，擬以清化，保和丸包四钱
冬桑葉三钱　旋覆花包一钱半　黛蛤殼四钱　車前子包三钱
去毛筋包枇杷葉三片　橘皮絡各一钱　海浮石四钱　兩鈎尖三钱

大杏仁三錢 全瓜蔞四錢 象貝母三錢 枳殼炭錢半 胃人大便秘者方 廿六

膈方 七月十二日 保和丸四錢包 淡竹葉錢半

冬桑葉三錢 旋覆花錢半包 健脾毫丹 車前子包三錢

枇杷葉三片去毛筋包 橘皮絡錢半 海浮石三錢 焦建曲錢半

象貝母三錢 苦杏仁三錢 黑山梔三錢 清石斛

吳世兄 佳麥門新橋巷 廿四年七月十四日

初診 史伯度 李嘯從診

寒熱往來，今交旬日，迄數日內熱連不解，且有糊

譫瘈，瘖羅佈，脈象促疾，刺嗽不爽，大便曾通，三日

四日小便不多，邪熱不盡，恐熱入營，易逆熱閉，切

忽視　雞蘇散包　鮮荷葉壹角包刺

陳香薷六分　小前胡八分　小青皮八分　紫貝齒五錢（先煎）

鮮藿香三錢（後下）　牛蒡子三錢（炒）　枳殼片八分　石決明五錢

鮮佩蘭三錢　上川連六分（炒）　苦杏仁三錢　象貝母三錢

二診　七月十六日　熱104.6度

痱瘰滿佈胸腹身熱尚盛汗出而少舌苔根黃脈

象弦數便閉五日小溲仍少暑溫病交十一日邪

蒸於裡出路不多雖見少汗未可足恃擬以透達

小前胡八分　苦桔梗五分　紫貝齒五錢　雞蘇散六錢（包刺）

生紫菀七分　象貝母三錢　天竺黃三錢　鮮荷葉一角

疇人方案卷之六

十七

淨蟬衣八分　若杏仁三錢　黑山梔錢半

牛蒡子三錢（以鮮竹研）　廣玉金三錢　硃燈芯三尺

三診　七月十四日　世嘅度

汗出溱溱身熱稍減疹點微多右脈亦皆緩脈

象稍緩大便未行小溲仍少惟精神萎頓嗜臥怕

煩邪雖漸達而今交十八日時逢暑熱外迫恐其

變端擬存津清達　鴉膽散不合擇為黨肩色利

冬桑葉三錢　小柴胡錢半　枳殼片錢半　川貝母三錢

牛蒡子三錢（炒）　苦桔梗一錢　廣玉金錢半　石決明一兩（先煎）

黑山梔三錢　象貝母三錢　若杏仁三錢　淡竹葉錢半

初診　　七月十八日　　熱98.2度脉下

汗出溱溱身熱已淡疹痦密佈胸腹舌苔淡黄脉象小數而神迷嗜卧知識不清表邪雖解痰熱蒙迷清竅杯以豁痰清熱否恐厥閉候　萊卜子三钱

玉樞丹末三分（先吞）　紫菀钱半　天竺黄三钱　遠志炭[illegible]
鮮竹瀝一兩　杏仁三钱　枳殼片钱半　乾菖蒲钱半
冬桑葉三钱　象貝三钱　廣鬱金钱半　陳胆星钱半

五診　　七月十九日　　熱99度

昨藥之後神志稍清身熱平淡而手指搐搦向有糊語舌苔根黄膩脉象小數大便未行小溲不多鄙

[illegible]

熱痰沸内甚動脈怒至厥変　草卜子等

神犀丹 一粒（竹瀝五兒服）　苦杏仁等　黒山梔等　紫貝齒（先煎）五錢

上川連下　冬桑葉等　珠連膏等　石決明五錢

生紫菀下　牡丹皮等　陳胆星三下　天竺黄等

六診　五月廿日　熱脈下九九八

徹夜炊燒糊塗喃々抹衣摸床手指搐搦舌苔根

黄膩参細数瘀点耳回又佛語熱お通熱傷中其

厥甘厥変轉瞬又暴発　双鉤藤

小珠宝丹 一粒　上川連下　苦杏仁等　紫貝齒五錢

鮮石菖蒲五分　冬桑葉等　川貝母等　石決明一兩

羚羊尖粉二分　生紫菀二錢　象貝母三錢　陳胆星三分

七診　七月廿一日　熱98.4度

大劑清開之後神志已清指搐撮譫語皆止舌苔根

灰少腹拒按大便未通小溲較利瘖點微回病象

轉機宿垢未下仍宜謹慎否恐复變　全瓜蔞（打）四錢

上川連（水炒）八分　苦杏仁三錢　玉泉散（包）四錢　竹茹片錢半

石決明一兩　黑山梔三錢　大竹葉花　車前子（包）三錢

生紫菀二錢　肥知母三錢　紫貝齒一兩　更通草一錢

八診　七月廿二日　熱98度

大便已通乾結尚多小溲尚利少腹尚覺拒按舌

照前方案方　加

化前案根苗尚屬未已淨退脈來亦復病象轉機
宿垢和下而未清仍宜小心風食否則反覆變端

川石斛三錢　法半夏一錢半　黑山梔錢半　車前子三錢（包）
新會皮一錢　玉泉散三錢（包）　大竹叶廿片　更通草八分
桔葉皮一錢　肥知母錢半　紫貝齒三錢　只殼皮八分
保和丸三錢（包）

轉方　七月廿初日　照方加廣玉金八分

又轉方　七月廿七日　保和丸三錢（包）

砂仁末八分（拌炒）　枳殼八分　新會皮八分　炙絲橘葉八分　萊菔子三錢（包）　更通草八分
雞內金二錢　佩蘭二錢　焦六神曲一錢半　黑梔皮錢半　淡竹葉一錢　建神曲三錢（包）

九診　八月一日　熱101度

今晨大便之後形寒而熱，熱勢頗壯，舌苔根黄，脈象弦數。病後本原空虛，氣候盡熱復涼，防感新邪，以致復病矣。

叶蘇梗錢半　陳佩蘭錢半　粉半夏錢半　淅貝母三錢

廣藿梗錢半　黑山梔錢半　象貝母三錢　硃茯神三錢　雞蘇散三錢（包）

白青蒿錢半　枳殼錢半　青陳皮各一錢　絲通艸八分

轉方　八月二日　逍遙散三錢（包）

（姜汁炒）白青蒿錢半　製半夏錢半　貝齒三錢　象貝錢半　佛手花五分

淡黄芩錢半　小青皮一錢　鬱金三錢　橘絡八分　知母錢半

十診　八月三日　照仍度

照人元照原方

大病之後本元空虛而又患瘧先寒後熱聲音且

痛舌苔根黄脉象弦數大便連通能解和以清解

香青蒿二錢　宋半夏錢半　嫩竹葉二錢　川貝母錢半

淡黄芩錢半　炙鱉甲二錢　炒知母一錢　石決明先煎　丹車前子二錢

雞蘇散包三錢　小青皮一錢　海南子錢半　双鉤後下

十一診　八月四日　照外度

病後元虛先寒後熱聲音異常舌苔根黄脉象弦

數大便昧行小溲赤少並且和解存總本元

右支　保和丸包三錢

青蒿錢　宋半夏錢半　炒竹茹錢　黑山梔錢　貝齒　炙車前子錢
(錢半)淡芩錢半　象貝母錢　知母錢　青陳皮(各)錢　石決明(先煎)　海南子錢半(杵)

吳三世兄　住彩橋巷　廿八年七月十八日

初診　熱1005度　李嘯仙診

日瘧昨今界限不清　舌苔白黃膩　脈象弦數　法擬達
原之　淡豆豉錢　姜半夏錢　枳殼錢半　猪苓錢
黑山梔錢　象貝母錢　玉金錢半　炒香豉錢　鮮藿香錢　佩蘭錢
白夕利(如)錢　青陳皮(各)錢　佛手片　車前子(包)錢

二診　七月十九日

日瘧近來二次界限不清　大便溏　舌苔白黃膩

嗜食米麥者方

參強散枳以消化　保和丸三錢（包）

炒只殼錢　宋半夏錢六　炒只實錢　赤苓錢（包）

黑山梔錢　象貝母錢　廣玉金三錢　車前錢

省頭草錢（後下）　青陳皮各三　焦六麴錢（包）　滑石錢

三診　七月廿日

同症雖連熱胸悶痦點羅佈舌苔白黃大便溏薄

[illegible]錢　香連丸錢（包）

小藿梗錢　宋半夏錢　帶皮苓錢　車前子錢（包）

炒只殼錢　象貝母錢　陳小甲茶　陳皮七

黑山梔錢　廣玉金三　焦六麴錢（包）　炒麥芽各

初診　七月廿一日　杰卿度

瘖点有佈有回昨晚形寒而熱今退未淨舌苔化
薄脉象較緩和再以解　宋半夏錢
炙青蒿錢　冬桑叶錢　枳殼錢　赤苓錢
西赤芍錢　牛蒡子錢　薄荷錢　車前子錢（包）
黑山梔錢　象貝母錢　杏仁錢　桔梗錢

郎老太太　住斜塘巷　九月廿四日　趙朴度
伏邪病經月多餘無力向白瘖點見今回大概復傍
流全閉約將旬日矢氣時有欲解不行脘部非按
小腹急脹身熱不揚時時非大寐不廣瘖云爲根

四月六日某君診　卅三

黄苔尖光絳尖刺口甜渴不引飲且易作嘔頃又增嘔脉象右寸頗滑關尺沉實左部細弦弱數脉所先陰分已傷痰食中阻熱邪不達症呃忒俯療佛須寬胸姑擬小陷胸湯法加減爲

原金斛三錢　旋覆花三錢　川楝子錢半　珠燈花十二

上雅連五分　代赭石錢半　枸橘李錢半　佛手花四分

宋半夏錢半　公丁香五分　青陳皮各錢半　乾荷蒂三個

括蔞果一兩　刀豆子錢半　姜竹茹錢半　磨沉香五分

二診　醫統沉香化滯丸四錢　二十四牧金柑乙个

十二月

刻診脉象左仍細耎右部較暢舌苔雖化光剝更
多津液不足口苦味淡間易汗泄身熱時有時無
痞已全回臍傍推按之跳動大便不通已有兩
旬多偶有矢氣嚏無長寢小溲不多伏邪之逗未
淨穀食困倦不解病經月久本虛標實須慮呃忒
以致汗脫易如反掌姑擬仿黃龍湯法加減處

西洋參三錢　青蒿梗二錢　抱茯苓三錢　金鈴子二錢

錦紋黃一錢（參服）　東白薇一錢半　煅瓦楞四錢　南查炭三錢

炒金柑一錢　赤白芍各三錢　枸橘梨三錢　延胡索一錢半

雞內金三錢　瓜蔞仁四錢（打）　生熟穀芽各三錢

十三

明人參……　十日

陳六橋兄　李作安弟　孫薇甫

三日照方去綿茵加原蠶（先煎）繭

三診　十月初一日　熱勢度

大便已通二次先結後溏溏之中夾塊如棗核者樓

之已解尚覺牽疼改動小溲覺熱臍旁左右移動

但覺要弱舌苔全化中光質降胃納似呆向

日先譫後熱汗出而退鼻時可嗅邪熱病氣漸乾

但病久本元空虛餘邪留戀少陽之時擬扶正

和解理胃潤腸能得胃氣來復乃可轉入康莊矣

西洋參　料豆衣　旋覆花　豬肉煎

一 生鳖甲 四钱　　料豆衣 三钱　　炒丹皮 钱半　　陈香橼 一钱
冬青叶 钱半（二味另煎）　　扁豆衣 三钱　　金铃子 钱半　　生谷芽 四钱
大白芍 钱半　　竹茹 钱半　　枸橘梨 钱半　　茯苓神 各三钱
依枣仁 钱　　枳壳 七分

转方　　十月六日
据述大便又通，胸仍不宽，胃纳仍呆，夜寐尚安，脉
和理胃宽胸　　橘姜皮 钱　　大腹皮 钱半
川石斛 三钱　　制香附 钱半　　砂仁末 五分（后下）　　枳壳 钱半
新会皮 钱半　　藿香叶 钱半　　鸡内金 钱半　　真玉金 钱半
白茯苓 三钱　　茯神 三钱　　陈白毛 钱　　佛手柑 八分
张奶奶　　住南童子门　　十月廿二日　　照99度

伏邪病経一月又半身熱衰盛有时火升面红舌苔灰黄光絳劫津脉象细実而数大便不通小溲不多神志呆木昨曾唯吐病中能食營陰大虧邪热留恋肺胃悊咳吐可畏之至立養津清热以冀挽回矣

包玉泉散三钱　鮮芦根一两 去節

鮮霍斛 先煎 一两　辰元参三钱　青蒿钱半　象貝母三钱

细生地 打 五钱　東白薇 包 钱半　牡丹皮钱半　石决明

鮮生地三钱　西赤芍钱半　廣橘白一钱　穞豆衣

二診　十月廿三日　熱994度

舌苔灰黄稍淡津液稍潤脉仍细実常發火升面

紅神倦怕炊頭胸見有白痦枯而無光大便不通
小溲仍少伏邪病將五旬正虛邪戀時值霜降變
端波瀾易如反掌勉擬養陰清化法　益元散（包）三錢

西洋參一錢（先煎）　淡元參三錢　西赤芍二錢　紫貝齒四錢（先煎）
鮮霍斛四錢　牡丹皮一錢半　東白薇三錢　石決明四錢
原生地三錢　冬桑葉二錢　廣橘白一錢　絲瓜絡二錢

三診　十月廿四日　熱緩復

伏邪病將五旬陰液已傷內熱留戀舌苔灰黃少
津脈象細弦數枯廣絡少神情呆木火升時作
病情十分危險佈糜增呃虛波變端急中爭也康

西洋參三　淡元參錢　黑山梔錢　紫貝齒（先煎）五
鮮霍斛（先煎）丹　赤白芍錢　珠建香錢　（布包）碟滑石丹
鮮生地（打）六五　西赤芍（包）錢　竹機花錢　玉泉散（包）五

四診　十月廿五日　脉97什度

舌津稍潤，而不能久之，脉來右弦左細數稍清，
似呆杳不思納，小溲癃閉，大便不通，交午火升面
紅，伏邪將五旬，津液已涸，胃氣索然，時進稀粥，
大解發鋒不安矣。滋腎通關丸（包）錢

西洋參（另煎）錢　大生地五　黑山梔錢　紫貝齒（先煎）丹
鮮生地（打）四　淡元參錢　大白芍錢　石決明（先煎）丹

鮮石斛（先煎）一兩　玉泉散（包）四錢　蟋蟀乾（去頭足翅）三只　車前子（包）三錢

五診　十月廿七日　熱仍度

伏邪病經五旬津液焦傷胃氣虛甚舌苔灰黄少津時時大汗面紅氣又呑逆呻吟脉象左弱右弦帶數小便不多大便不通時逢霜降節届喘脱可慮姑擬養陰清化法　紫白石英五錢　玉泉散（包）四錢

西洋參（一、另煎）八分　鮮沙參（打）四錢　旋覆花（包）三錢　車前子（包）三錢

鐵皮石斛一兩　鮮生地（打）四錢　代赭石四錢　生蛤蠣（打）四錢

淡元參三錢　大生地一兩　蟋蟀乾（去頭足翅）三只　石決明一兩

六診　十月廿九日　熱98.2度

連進養陰清化之後舌津漸回苔灰已化質紅根
黃胃呆大丼發牛氣逆嘗停脈象弦緩而仍覺細
大便不通腹部尚脹小溲仍少病象仍有一綫轉
机之兆能得津復胃來乃可希望之處 車前子三錢

西洋參一錢 鮮首烏四錢 大生地四錢 茯神 茯苓各三錢 炭谷芽四錢
鐵皮石斛四錢 鮮沙參四錢 玉泉散四錢 代赭石四錢 棕灯芯三錢
鮮生地四錢 淡元參三錢 白芍三錢 蝎蜂牝三錢 生穀芽四錢

七診 十月卅一日

舌質淨化根苔微黃質紅已淡津液已回大丼未
通胃呆脈象細寞弦調大便不通已來月每小溲

迴时一次胃纳仍呆病已五旬餘雖見有动胃氣
未復尚未可恃矣　生龍齒三钱打　冬米芽三钱炒香
西洋参一钱　鲜沙参四钱打　鲜首乌四钱打　大麦仁三钱打
铁皮石斛四钱　淡元参三钱　鲜芦根四钱去节　郁李仁三钱打
鲜生地四钱打　大生地四钱　火麻仁三钱打　苦杏仁三钱打

十一月二日照方加　萹蓄三钱

十一月三日　趙煦度

八診
連進增液法大便已通乾結色黑脈象胃氣回之
漸佳舌苔化去前半根尖亦清津液已回脈來較
調胸腹皆舒病已五旬餘本元空虛務必謹慎風

[illegible]

食否易反復生枝疾　鮮蘆根一兩（去節）

西洋參一錢（先煎）　生地黃三錢　新会白一錢　硃茯神三錢

真楓斛三錢（先煎）　料豆衣二錢　穀芽三錢　夜交藤三錢

淡元參三錢　扁豆衣一錢　生龍齒四錢　橘通草一錢

張世兄（亮生之孫）　任善巷　十二月廿九　自李醫人診

風寒外束疾熱內阻，致肺胃身熱四日，咳嗽不

暢，淡黃濁無舌白，咽喉音閃神迷，大便溏膩小溲

不多，脈象促數，質小病重，未可忽視，最忌逆變歟

閉矣　保和丸

玉樞丹一錢（先服）　牛蒡子三錢（以勿研）　象貝母三錢　硃燈芯三紮

乾菖蒲六分 杜蘇葉三錢 廣鬱金三錢 雙鈎勾六錢後下

小前胡錢半 苦杏仁錢半 象貝母三錢 車前子錢半包

二診 出ㄨ 十二月廿六日 黃玉麐診

溫邪挾滯痰乳凝結中宮 肺氣閉塞 直喊無淚 音啞

神迷嗜臥 舌中白膩 邊尖絳 脉弦數而洪大 十月

稚質之小病重 深恐厥閉之變 目前危險萬分

羚羊粉另燉沖服下 炙桑皮錢半 杜蘇子三錢白研 雙鈎勾三錢後下

白前錢半 枳實錢半 萊菔子三錢打研 涼膈散三錢包

生紫菀錢半 牛蒡子三錢 紫貝齒一兩 鮮竹瀝一兩沖服

鮮石菖蒲三錢 萬氏牛黃清心丸一丸去殼研末沖服

三診　　十二月廿七日　李疇人診

冬溫痰滯互阻肺胃，涕淚皆無，舌絳起刺，弄舌口
乾，欬嗽不多（脈弦數，便閉色黑芳行廿），十月小產病交大日，肺閉喘厥可憂
之至，勉擬宣肺清胃、平肝化痰，以冀萬一之幸。
桑葉錢半　杏仁錢半　連翹錢半（辰拌）　青皮一錢　玉泉散四錢（包）
紫菀一錢　竹葉卅片　貝齒二錢（先煎）　枳實一錢　焦麥芽錢半
葶藶（隔紙焙）四分　黑梔錢半　鈎勾一錢（後下）　山查錢半

四診　　十二月廿八日

宣肺清胃、平肝化痰，尚合病機，復有涕無鼻煽，弄
舌皆少，口乾欬減，大便較暢，小溲稍多，舌絳尖刺